ESTAR BIEN

aquí y ahora

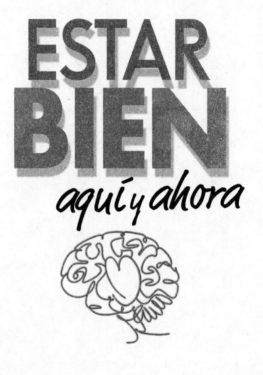

DR. LUIS
ROJAS MARCOS

ESTAR
BIEN
aquí y ahora

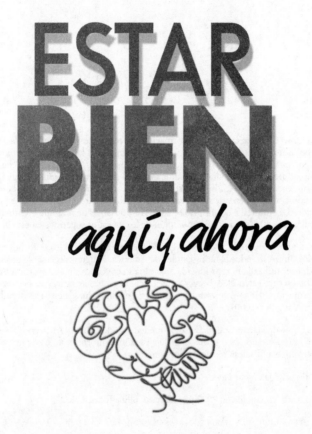

HarperCollins *Español*

ESTAR BIEN. Copyright © 2023 de Luis Rojas Marcos. Todos los derechos reservados. Impreso en los Estados Unidos de América. Ninguna sección de este libro podrá ser utilizada ni reproducida bajo ningún concepto sin autorización previa y por escrito, salvo citas breves para artículos y reseñas en revistas. Para más información, póngase en contacto con HarperCollins Publishers, 195 Broadway, New York, NY 10007.

Los libros de HarperCollins Español pueden ser adquiridos para propósitos educativos, empresariales o promocionales. Para más información, envíe un correo electrónico a SPsales@harpercollins.com.

Título original: *Estar bien*

Publicado en España en 2022 por HarperCollins Ibérica.

PRIMERA EDICIÓN DE HARPERCOLLINS ESPAÑOL

Este libro ha sido debidamente catalogado en la Biblioteca del Congreso de los Estados Unidos.

ISBN 978-0-06-329326-7

22 23 24 25 26 LBC 5 4 3 2 1

CONTENIDO

DEDICATORIA

Me alegra dedicar este libro sobre *estar bien, aquí y ahora* a esos ángeles de carne y hueso que aparecieron en circunstancias espinosas de mi vida y me transmitieron ondas de afecto, aceptación y confianza, avivando en mí la seguridad, la motivación y la resistencia para perseguir metas y sueños. Aunque ya partieron de este mundo, su impacto en mi vida es imborrable.

En los años turbulentos de mi infancia y adolescencia, sin duda mi madre fue el ángel más importante. Le encantaban los niños —«alegran la vida», solía decir—. Siempre tierna, tolerante y parlanchina, le gustaba explicar que mi hiperactividad, a la que había bautizado con el nombre inventado de *furbuchi,* contenía una buena dosis de energía creativa, por lo que el quid de la cuestión estaba en saber encauzarla. A los nueve años detectó que tenía buen oído para la música y me persuadió para que aprendiese a tocar la batería, el instrumento musical idóneo para canalizar constructivamente la agitación que me desbordaba.

—Mira, Luis, la música amansa a las fieras —me coreaba con una sonrisa de complicidad.

Durante la adolescencia, interpretar en público las canciones del momento en un conjunto musical que habíamos formado unos amigos fue un reconstituyente muy eficaz de mi autoestima. En esos primeros años, tan cruciales para el desarrollo saludable, además tuve la enorme suerte de contar con otros ángeles palpables, cariñosos, comprensivos y alentadores: mi hermana Piluca, Manuel Díaz el portero de casa y tres amigos: Diego Limón, Jesús Domínguez y Manolo Fombuena.

Pese a ser un niño razonablemente intuitivo, mi inquietud y distracción me robaban la concentración necesaria para asimilar las materias escolares. Los tropiezos colegiales culminaron en el cuarto curso del bachillerato de entonces, pues suspendí seis de las ocho asignaturas y con ello precipité mi salida del colegio Portaceli de Sevilla. Mis padres comenzaron a pensar que, con vistas al futuro, lo mejor sería que aprendiese algún oficio manual. Como última oportunidad, decidieron matricularme en El Santo Ángel —así se llamaba el instituto—, conocido por aceptar a muchachos «cateados» de otros centros de enseñanza. Otro ángel de carne y hueso me esperaba allí: doña Lolina, la temida directora del colegio.

Rondando los cincuenta años, labios amplios pintados de un rojo fuerte y mirada penetrante, doña Lolina era una mujer intensa, perceptiva y, sobre todo, experta en la vida y milagros de adolescentes problemáticos. La primera orden que me dio fue que en el aula me sentara en la primera fila; algo insólito, pues hasta entonces la preferida por mí y por mis maestros siempre había sido la última. De igual forma me aconsejó que cuando tuviese dificultad con alguna asignatura, hablase respetuosamente con el profesor y negociara la solución. Estoy convencido de que ella antes había preparado el terreno. A los pocos meses, con la confianza y motivación estimuladas, comencé a aplicar el freno a la impulsividad y a controlar mi comportamiento; un regalo de doña Lolina.

Puedo decir que a los diecisiete años salí del atolladero de mi infancia y empecé a reconducir mi vida por un camino más seguro y despejado, lo que me permitió estudiar Medicina, una vocación plantada en mí por las historias fascinantes que mi madre me contaba de mi abuelo materno, médico rural en Santander.

En junio de 1968, recién terminada la carrera y cautivado por la aventura, emigré a Nueva York con la ilusión de especializarme en psiquiatría. No olvidaré un día de primavera de 1972, en el que como médico residente en el hospital Bellevue, seguía el curso que impartía Stella Chess, profesora de psiquiatría infantil —otro ángel de carne y hueso—. El tema, su favorito, era «El trastorno por hiperactividad de la infancia». Para Stella, el exceso de actividad y la fácil distracción en los niños respondían a una alteración del funcionamiento de las zonas cerebrales encargadas de regular la energía física. Al terminar la clase le pregunté si podíamos hablar sobre un asunto personal. La profesora aceptó y mantuvimos varias productivas charlas sobre mis demonios del pasado. El resultado fue esperanzador. Según esta especialista, la mayoría de las criaturas que soportan durante años el frustrante desequilibrio entre sus deseos de encajar con normalidad y el descontrol que las domina, con el tiempo maduran y superan o minimizan sus dificultades. En 1994, dos décadas después, el trastorno por déficit de atención e hiperactividad, conocido por sus siglas TDAH, fue finalmente incorporado al catálogo oficial de diagnósticos. Confieso que la posibilidad de que dificultades infantiles como las mías tuviesen un nombre y fuesen ajenas a la maldad de los afectados o a la ineptitud de los padres me reconfortó.

A la hora de dirigir el rumbo de mi vida, durante años de aprendizaje y adaptación como inmigrante en la Gran Manzana fui muy afortunado, pues conté con tres ángeles con nombre y apellido: Murray Alpert, Martin Begun y Arnold Friedhoff; líderes académicos del mundo de la salud que me aceptaron, animaron, guiaron y ampararon bajo sus alas; modelos a quienes aspiré a parecerme. Aunque les confieso que eran personajes difíciles de emular, pues poseían una combinación insólita de inteligencia, humildad, rigor científico, tolerancia, fuerza, gracia, dignidad y calidez. Y sí, además eran seres alegres. Nunca olvidaré los muchos buenos momentos que pasamos juntos festejando la vida, cantando, bailando, tocando música.

En esta dedicatoria también quiero incluir a un par de rescatadores anónimos que permanecen muy vivos en mi memoria. Ambos surgieron espontáneamente en momentos imprevistos fatales y me salvaron la vida. Sus intervenciones fueron breves, oportunas y, sobre todo, vitales. El escenario fue Nueva York en aquel trágico 11 de septiembre de 2001. Debido al cargo oficial que entonces ocupaba, como presidente ejecutivo del sistema de hospitales públicos, tras producirse el impacto del primer avión me desplacé al puesto de mando que había improvisado el departamento de bomberos en la calle Vesey, justo enfrente de las Torres Gemelas. A pocos metros los dos rascacielos ardían como inmensas antorchas mientras los jefes de bomberos y sus veteranos ayudantes se concentraban con serenidad en dirigir por radio a sus compañeros, que subían por las escaleras de las torres resueltos a rescatar a sus ocupantes. Por unos minutos me sentí abrumado, como en un trance hipnótico. Cuando la lucidez me devolvió a la realidad, decidí dar la alarma por teléfono al hospital más cercano. Pero mi celular no funcionaba. En aquel momento un desconocido surgió de la vorágine y se ofreció amablemente a acompañarme a un edificio de oficinas adyacente para acceder a un teléfono fijo. No llevaría más de cinco minutos hablando con el director del hospital cuando la comunicación se cortó en seco y el inmueble comenzó a temblar violentamente con un rugido ensordecedor de fondo causado por el derrumbamiento de la primera torre. En medio de una oscuridad y confusión angustiantes aparecíó un individuo que, con palabras firmes y serenas, nos infundió esperanza. A continuación, este espontáneo sin nombre ni rostro, desafiando el peligro, se lanzó a explorar posibles salidas. Finalmente, nos guio con una linterna y gracias a él logramos escapar ilesos. Una vez afuera se despidió sonriente y se dio media vuelta.

—¡Véngase con nosotros! —le rogué a gritos.

—Regreso enseguida, solo voy a comprobar que no queda nadie dentro —me respondió antes de desaparecer en la densa nube de polvo.

Un par de horas después de haber huido de aquel inolvidable infierno, abriéndonos paso a través de una irrespirable polvareda gris y un tropel de hombres y mujeres que corrían aterrados en todas direcciones, me enteré de que, al desplomarse, la primera torre había aplastado mortalmente a todos los bomberos que se hallaban en el puesto de mando, donde yo había estado apenas momentos antes. Gracias a la intervención de los dos espontáneos desconocidos salvé la vida.

Permítanme hacer un brindis para dedicar este trabajo a todos esos ángeles de carne y hueso, unos con nombre y otros anónimos, que se cruzan en nuestra vida. Cuando trato de entenderlos pienso que la clave está en esa fuerza vital innata que nos impulsa a buscar la propia dicha y la de los demás. Y es que los seres humanos somos herederos de un talante solidario que ha hecho posible la mejora de nuestra especie a lo largo de milenios. Es comprensible que sean pocos los inclinados a distraerse con el largo camino de la evolución a la hora de admirar la solidaridad humana. Después de todo, lo mismo ocurre cuando nos deslumbramos con una piedra preciosa; casi nunca pensamos que debe su belleza a millones de años de presión en las profundidades de las rocas.

1
Aquí y ahora

Queridos lectores y lectoras:

Para empezar, quiero compartir con ustedes las circunstancias y observaciones que fraguaron en mi mente la decisión de escribir este ensayo sobre *estar bien, aquí y ahora*.

Desde que se propagó el coronavirus o COVID-19 a principios del año 2020[1], vivimos en un mundo diferente. La pandemia nos impuso muy pronto una nueva vida «normal» empapada de incertidumbre y vulnerabilidad. Cada día, nada más abrir los ojos, soportamos una tormenta de

---

[1] Los primeros casos de la pandemia del COVID-19, conocido como coronavirus, fueron identificados en diciembre de 2019 en la ciudad de Wuhan, en la República Popular China. Los enfermos se presentaban con un tipo de neumonía desconocida. La Organización Mundial de la Salud (OMS) reconoció la pandemia en marzo de 2020. En octubre de 2020, la OMS calculaba los infectados en torno a setecientos ochenta millones o 10 por ciento de la población en el mundo. También en octubre de 2020 fue identificada la variante delta con doble mutación del coronavirus y mucho más contagiosa. El 24 de noviembre de 2021, la OMS confirmó la detección de una nueva variante que llamó ómicron.

conmovedoras noticias sobre víctimas y muertes a causa de un enemigo invisible, en muchos casos sin el apoyo ni la despedida de sus seres queridos, en ambientes sanitarios abrumados y sin recursos suficientes. Millones de personas han perdido el trabajo con las consiguientes consecuencias económicas, como la imposibilidad de cubrir las necesidades más básicas de alimento y techo. Y muchos de los afortunados que lograron mantener su seguridad económica se vieron forzados a alterar su rutina diaria, a interrumpir sus planes de viaje, a trabajar desde casa o a distancia, y sus hijos a no saber cuándo podrán ir al colegio, a menudo dislocando la armonía familiar y social. Asimismo, la falta de información consistente y fiable por parte de los expertos y líderes políticos, con frecuencia sustituida con argumentos oficiosos siniestros que se extendían con rapidez, socavaron desde el principio la confianza de la población.

Un factor especialmente inquietante que agudizó el sentimiento de indefensión fue la falta de preparación de los sistemas de salud en todo el mundo. En Estados Unidos, por ejemplo, el coronavirus nos pilló por sorpresa. En un inicio, no teníamos suficientes mascarillas, ni respiradores ni pruebas diagnósticas. El discurso oficial se adaptó a los recursos disponibles. Se escucharon durante meses mensajes como «no hace falta que te pongas mascarilla» y «no hace falta que te hagas la prueba», cuando la verdad es que no había suficientes mascarillas ni pruebas de detección del coronavirus. Esta información inicial desorientó a la población y contribuyó a la suspicacia, a la confusión y, en no pocas ocasiones, a quebrar el cimiento de la confianza en los líderes sociales y de salud pública. Y pese a la rápida producción de vacunas eficaces contra el coronavirus, desde que fueron aprobadas en diciembre de 2020, se vieron sujetas a intensas controversias alimentadas por la desinformación, hasta el punto de poner en peligro las campañas para inmunizar a la población en muchos países.

Sometidos constantemente a una información amenazante, pasamos los días agobiados por un miedo latente, incómodo, que nos transformó en personas aprensivas, suspicaces, irritables. Teníamos miedo de lo que nos pudiera ocurrir a nosotros, a nuestros familiares y amigos, a personas que no conocíamos personalmente e incluso a la humanidad en general. Además de las amenazas y daños tangibles a la salud, la pandemia ha perturbado nuestra vida cotidiana. El distanciamiento físico y el confinamiento forzosos alteraron las costumbres y rutinas diarias, incluida la libertad de movimiento. Cuando pensamos en la idea de libertad, la libertad para movernos, caminar, salir o entrar es a menudo la primera que se nos viene a la mente. De hecho, la Declaración Universal de los Derechos Humanos, adoptada por la ONU en 1948, identifica la capacidad de las personas para desplazarse y viajar libremente como un derecho fundamental para poder realizarnos y alcanzar nuestros deseos.

Un gran desafío de la pandemia ha sido su larga duración. Sus efectos prolongados han transformado nuestra vida diaria, la forma de comportarnos y también nuestro sentir interior. Durante más de dos años, día tras día, hemos vivido momentos cargados de un temor indefinido que nos ha robado la tranquilidad ante un futuro incierto.

El estado de alerta nos ha impedido relajarnos, relacionarnos con placidez, funcionar en el trabajo y disfrutar de los tiempos de ocio. Por otra parte, la guardia permanente debilita el sistema inmunológico y nos predispone a sufrir trastornos digestivos, hipertensión, agotamiento, mal humor, insomnio, tristeza, aislamiento social, y a muchos les impulsa a automedicarse y buscar alivio en el alcohol o las drogas. Estos problemas se han reflejado en un aumento importante en la incidencia de depresiones, trastornos de ansiedad, agresividad, adicciones, sobredosis de analgésicos y tranquilizantes, suicidios y homicidios[2].

En mi trabajo en el mundo de la psiquiatría y la gestión sanitaria de los hospitales públicos neoyorquinos, como cabe esperar, he sido testigo presencial de experiencias dolorosas, pero no han faltado las muestras entrañables de cariño y altruismo solidario. Un ejemplo que quiero compartir y que permanece vivo en mi mente es el de Víctor, un joven español residente de cirugía en el Metropolitan, un hospital general público situado en el barrio de East Harlem de Nueva York. Aquí recojo sus palabras textuales:

---

[2] Noah Weiland y Margot Sanger-Katz, «Overdose deaths hit record levels», *The New York Times*, 12 de mayo de 2022.

Para los médicos que vivimos en primera línea el brote de la pandemia en Nueva York en marzo de 2020, la carga laboral y emocional fue enorme. De la noche a la mañana habíamos triplicado las camas de la unidad de cuidados intensivos; la escasez de equipo médico nos obligó a usar respiradores destinados al transporte de pacientes y a elegir qué pacientes de COVID-19 con insuficiencia renal iban a recibir diálisis y cuáles no; se agotaron los kits de vías centrales, vías arteriales y hasta las bombas de infusión de medicamentos. Todavía no había vacunas ni se sabían las consecuencias a largo plazo de la exposición al virus o los factores de riesgo más determinantes. Todo el personal, incluidos residentes, enfermería y médicos adjuntos, llevábamos a cabo más trabajo del que era razonable, y en ocasiones desempeñamos puestos para los que no habíamos sido entrenados.

A la carga laboral se añadía el impacto emocional, personal y familiar. No olvidaré escenas dantescas diarias, como desnudarnos en la entrada de nuestras casas, meter la ropa en una bolsa de basura y dirigirnos, directamente y sin tocar nada, a la ducha para evitar contagios. Es comprensible suponer que quienes elegimos esta profesión estamos dispuestos a cuidar de nuestros pacientes incluso cuando nos ponemos en peligro de contagio. No así nuestros familiares más cercanos, que sin haber hecho el juramento hipocrático se vieron forzados a exponerse a un riesgo de infección que no habían elegido.

Ese miedo constituía una pesada carga al caminar cada día hacia nuestras casas.

A todo esto hubo que añadir la carga emocional que supone ver morir a tantos pacientes, verlos morir solos, sin que sus familiares pudieran despedirse. Todo ello se mezclaba con la impotencia y la vulnerabilidad ante una enfermedad que en gran medida desconocíamos y no sabíamos cómo tratar.

Entre las decenas de pacientes que murieron en la UCI recuerdo uno que resultó especialmente doloroso para mí. Un hombre de treinta y siete años con mujer y dos hijas pequeñas, ingresado con neumonía grave por COVID y que empeoraba día a día a pesar de todos nuestros esfuerzos. Cuando se encontró en la antesala de la muerte lo trasladamos a la unidad de paliativos. Fue entonces cuando logramos obtener un permiso excepcional para que su mujer pudiese visitarlo brevemente y despedirse. El dolor que vi reflejado en sus caras es algo que, pese a ser médico, me resulta imposible olvidar.

Con el fin de ayudar a la viuda y a sus hijas, pusimos en marcha una cuenta en GoFundMe para recaudar fondos. En veinticuatro horas, residentes, profesionales de la salud y médicos del departamento contribuyeron personalmente con 5.670 dólares para ayudar a la familia a enfrentarse a la tragedia. Unos días más tarde, cuando un par de residentes fuimos a entregarle el donativo a la mujer, nos conmovimos al percibir en sus palabras empapadas de dolor y duelo su agradecimiento a quienes habíamos tratado a su marido, y su fortaleza para salir adelante y cuidar de sus hijas.

En esos primeros meses de la pandemia descubrí un par de nuevas facetas, en mí mismo y en quienes me rodean; son facetas que desconocíamos y que surgen en los momentos más dolorosos, una es la generosidad impetuosa y desinteresada, la otra es la resistencia y adaptación ante las situaciones más descorazonadoras[3].

Es evidente que ante los grandes desastres la reacción natural de muchos es acercarse y socorrer a otros. Es raro el día que no compruebo el hecho de que la solidaridad, además de beneficiar a sus destinatarios, se convierte en una fuente de confianza que nos protege del pánico y favorece la propia supervivencia.

Un factor que hace que la incertidumbre actual sea tan perniciosa es que rompe las expectativas de una existencia segura, predecible y completa; expectativas que no son producto de la fantasía, sino de hechos tangibles reales. Por ejemplo, si enfocamos la longevidad como medida de la calidad de vida en general —después de todo, si estamos muertos, no podemos hacer nada para *estar bien*—, en 1920 la esperanza de vida global no alcanzaba los treinta y cinco años de media; desde entonces se ha más que duplicado. Asimismo, en el año 2000, el mundo fue hogar de

---

[3] Doctor Víctor S. Alemany, mayo, 2021.

324.000 personas centenarias, en 2020 este número alcanzó los 573.000 —un 76 por ciento más— y sigue creciendo[4].

No puedo resistir la tentación, una vez más, de recordar con emoción a Jeanne Louise Calment, la mujer francesa que murió en agosto de 1997 a sus ciento veintidós años en el pueblo de Arlés. Jeanne no solo es hoy oficialmente la persona que más ha vivido, sino que se destacó, además, por su buen envejecer. Todos los que examinamos entonces su personalidad y estilo de vida nos maravillamos de su natural sociabilidad, inagotable energía y fácil sentido del humor. Al final, cada experto formuló su propia teoría sobre el motivo de tan larga y placentera vida: la dieta de un kilo de chocolate a la semana, el cuidado de su piel con aceite de oliva, la pasión por montar en bicicleta hasta cumplir cien años, su temperamento extrovertido y sociable, su capacidad de adaptación y sorprendente inmunidad al estrés[5].

Sentido de futuro

La conciencia de que podemos planificar la vida está ligada al sentido de futuro, tan arraigado en todos nosotros. Y es que, si reflexionamos unos minutos, muchas de las fuerzas destructivas que hasta el siglo pasado arruinaban nuestra

---

[4] https://www.weforum.org/agenda/2021/02/living-to-one-hundred-life-expectancy/, World Economic Forum, 17 de febrero de 2021.

[5] Craig R. Whitney, «Jeanne Calment, World's elder, dies at 122», *New York Times,* 5 de agosto de 1997.

perspectiva de futuro y acortaban nuestro paso por el mundo han sido dominadas gracias al progreso espectacular de las ciencias médicas y tecnológicas y a los avances experimentados en la calidad y cantidad de vida[6]. Como resultado, desde pequeños, casi sin darnos cuenta, pensamos en lo que vamos a hacer más tarde, el mes que viene o incluso dentro de varios años. Cada día alimentamos y compartimos ilusionados las ambiciones a largo plazo, planificamos las metas, ahorramos o nos endeudamos durante años para obtener lo que deseamos, imaginamos con certeza nuestra vida futura y la de nuestros hijos y nietos el día de mañana. De ahí la popularidad universal de los calendarios y las agendas de papel o digitales, que nos ayudan a proyectar nuestras aspiraciones y programar las futuras tareas.

Sin embargo, una vez que el COVID-19, un enemigo intangible en forma de virus, nos arrebató la capacidad de anticipar el futuro, la reacción instintiva fue concentrarnos en el presente, en la seguridad y tranquilidad inmediatas, en buscar los recursos necesarios para mantener el bienestar físico, psicológico y social *aquí y ahora*. En efecto, *estar bien* se convirtió en una necesidad vital, una prioridad en nuestro día a día.

---

[6] Entre 1928 y 1970 se descubrieron los antibióticos, las sulfamidas y una colección impresionante de medicamentos y vacunas. Internet vino al mundo en 1969 en Estados Unidos como un sistema de comunicación militar; en 1991 se anunció públicamente la Web. Cuando gozamos de bienestar, no nos paramos a pensar sobre el papel esencial que han jugado los insólitos avances experimentados por la humanidad en los últimos siglos.

Como efecto dominó, conceptos como prosperidad o felicidad, entendidos como sentimientos de plenitud y satisfacción con la vida a largo plazo, pasaron a un segundo plano, al ser ideales demasiado abstractos como para tener relevancia en nuestro impredecible día a día. Curiosamente, expresiones como «soy feliz» o «te deseo que seas feliz» prácticamente desaparecieron del vocabulario de las conversaciones cotidianas empapadas de dudas. En su lugar brotaron referencias al bienestar en el presente, fuesen preguntas «¿estás bien?» o deseos «espero que estés bien». De hecho, estas expresiones se hicieron casi indispensables en la intimidad de la pareja, en el entorno familiar y de amistades, en las redes sociales, en los ambientes más formales de trabajo, e incluso en nuestro lenguaje privado o soliloquios[7].

* * *

Las ideas que presento a continuación están basadas en investigaciones reconocidas de expertos y en las experiencias que he ido acumulando durante el medio siglo y pico que llevo dedicado al mundo de la salud. Sin duda, el cristal a través del cual contemplo un tema tan subjetivo y cercano está teñido por rasgos de mi personalidad, mis valores y

---

[7] En febrero de 2022, justo cuando empezábamos a recuperarnos de los daños a nuestro sentido de futuro causados por virus mortíferos invisibles, el Ejército ruso invadió Ucrania y procedió a la destrucción bélica y desenfrenada de sus ciudadanos, reviviendo así la incertidumbre global.

creencias y las vicisitudes que han marcado mi vida. Un efecto reconocido en psicología es el llamado sesgo del observador, que se refleja en el hecho de que dondequiera que ponemos los ojos, tendemos a ver las cosas desde nuestro punto de vista. Por otra parte, mi interés por las cualidades naturales que nos hacen sentirnos contentos y nos ayudan a enfrentarnos y superar los cambios y adversidades que nos depara la vida viene de lejos. Por eso, los pilares que sostienen este ensayo contienen conceptos y datos que ya aparecen en mis obras anteriores.

Antes de sumergirnos de lleno en la exploración de ese estado de bienestar subjetivo que llamamos *estar bien,* creo que es importante visitar, aunque sea brevemente, el escenario de las ciencias que recientemente investigan los factores que contribuyen a nuestra satisfacción con la vida cotidiana.

2
CIENCIAS DE LA CALIDAD DE VIDA

A finales del siglo XX varios grupos de profesionales del mundo de la sociología, la medicina y la psicología decidieron traspasar la frontera de su misión tradicional de diagnosticar, curar y erradicar dolencias y males con el fin de explorar los factores que fomentan la buena salud de las personas en su sentido más amplio. Concretamente, me refiero al concepto de salud concebido por el médico croata Andrija Štampar y el doctor y diplomático chino Szeming Sze, que fue adoptado por la Organización Mundial de la Salud en su Constitución en 1946: «La salud es el estado de completo bienestar físico, mental y social, y no solamente la ausencia de discapacidades o enfermedades. La salud es una condición fundamental para lograr la paz y la seguridad de todos los pueblos...».

Estudiar las cualidades naturales y adquiridas de las personas para sentirse bien no debe interpretarse como una forma de ignorar los padecimientos y aspectos dolorosos de nuestra existencia. Se trata de reconocer la importancia de identificar los elementos de la forma de ser y del entorno que contribuyen a una vida saludable, gratificante y completa. Comencemos por mencionar los avances recientes en el terreno del bienestar en sociología, medicina y psicología.

Capital social y valores culturales

El interés por explorar los factores que contribuyen al bienestar colectivo de la población ha cautivado recientemente a sociólogos, economistas y demás expertos en ciencias sociales. En concreto, en los años noventa se popularizó el término «capital social» para definir el conjunto de normas, organizaciones y redes sociales que facilitan la comunicación, las relaciones y el acceso a los recursos colectivos en un entorno seguro y libre. En la actualidad, se han multiplicado los estudios que enfocan aspectos positivos de la convivencia, como la solidaridad, que contribuyen a la calidad de vida y el bienestar cotidiano de las personas. Enriquecemos el capital social en el momento en que hacemos algo positivo por otros, lo que da lugar a que las personas beneficiadas se comporten de manera recíproca en el futuro. Así se establecen entre los miembros de una sociedad expectativas de interdependencia, cooperación, confianza y espíritu comunitario, que contribuyen a hacer agradable y valiosa la vida.

Además del capital social, los valores y las costumbres culturales del entorno también nos sirven de puntos de referencia a la hora de forjar nuestros ideales, aunque casi nunca somos conscientes de cómo moldean los comportamientos; y es que la influencia de la cultura es como la sal en la sopa, no la vemos pero marca mucho su sabor. Por ejemplo, en las sociedades individualistas, ser independiente se considera una cualidad, mientras que depender de los demás a partir de una cierta edad se ve como un defecto. Otro componente bastante arraigado en estas culturas es la competitividad. Los medios y las organizaciones fomentan el argumento de que vivimos en una competición continua, se admira el éxito conseguido en situaciones de enfrentamiento que requieren un vencedor y un vencido; el escenario de la pugna puede ser la familia, el ambiente escolar, el trabajo o las actividades lúdicas. Se tiende a pensar que las personas indigentes y socialmente marginadas son responsables de sus desventuras, pues todos somos responsables tanto de nuestros éxitos como de nuestros fracasos.

Por el contrario, en los países donde predomina el sentido de colectividad, la dependencia y la cooperación dentro del grupo al que uno pertenece se consideran virtudes. La buena o mala fortuna de los individuos se interpreta como una responsabilidad del grupo, se piensa que son en gran medida consecuencia del apoyo que reciben de la sociedad, por lo que un descalabro económico o laboral es menos duro para la autoestima de la persona. Recuerdo al escritor español Juan Benet, conocido por su original estilo irónico, que en un ensayo de opinión en el diario *El País* propuso como artículo único de la Constitución española reconocer «el derecho a fracasar»[8]. Ciertamente, aceptar este derecho a título personal puede amortiguar los daños emocionales que nos causan nuestros fallos y derrotas.

Otro ejemplo de la influencia que ejerce la cultura en la percepción del bienestar es el hecho de que en bastantes países —incluyendo los europeos— se prefiere mantener la satisfacción con la vida en privado; hablar del bienestar propio a menudo está mal visto. Unos callan por modestia o por temor a producir envidia en quienes los escuchan; otros se guardan su dicha por miedo a atraer la mala suerte, por aquello de que «la uña que sobresale es la que recibe los golpes». Sin embargo, en estas culturas es socialmente aceptable comentar sobre las desdichas de la comunidad, sobre todo si se hace con espíritu compasivo y solidario. Asimismo, la queja juega un papel fundamental en las relaciones sociales. Incluso las personas que disfrutan de niveles de bienestar reconfortantes optan en sus conversaciones por la queja. Quizá el aliciente sea el dicho «quienes se quejan, sus males alejan». Con todo, esta costumbre contribuye a que las personas satisfechas con la vida pasen desapercibidas.

Recuerdo que antes de la pandemia, cuando preguntaba por qué eran tan reticentes a compartir su dicha con otros, a menudo el motivo citado era el temor a ser tachados de

---

[8] Juan Benet, «Proyecto para una Constitución», *El País,* 4 de julio de 1978.

ingenuos o incluso de ignorantes o insensibles ante «la obvia y deprimente realidad». Me da la impresión de que en estos países se guarda en secreto la satisfacción con la vida porque la cultura está profundamente influenciada por las lúgubres cavilaciones sobre la existencia humana emitidas en los últimos tres siglos por intelectuales y filósofos. Baste recordar al parisino Voltaire, quien, molesto con «la manía de algunos de empeñarse en que todo está bien cuando las cosas van realmente mal», en 1759 escribió la célebre novela *Cándido o el optimismo,* en la que ridiculizó agudamente la visión positiva del mundo y sus ocupantes.

No obstante, la tendencia a ocultar la satisfacción no es universal. Los estadounidenses, por ejemplo, tienden a presumir sin reparos de su dicha. Y es que en Estados Unidos se glorifica la felicidad personal. Me llamó mucho la atención una encuesta realizada a mil y pico estadounidenses creyentes hace unos años sobre «las probabilidades de ir al cielo después de la muerte»[9]. La mayoría de los participantes pensaba que cuanto más feliz se es en este mundo, más altas son las probabilidades de ganarse el paraíso después de la muerte. Esta opinión choca con la creencia popular, apoyada tradicionalmente por las religiones, de que el sufrimiento en esta vida es la entrada más segura al reino de los cielos en la otra.

---

[9] *U. S. News and World Report,* marzo de 1997.

Medicina del bienestar

En los últimos cincuenta años la nueva medicina del bienestar, que va más allá de diagnosticar y curar enfermedades, ha contribuido de manera significativa a mejorar la calidad de vida de la humanidad y a hacernos más resistentes a las adversidades que se atraviesan en nuestro camino. Un ejemplo reconocido universalmente ha sido el descubrimiento de los beneficios de la actividad física. Hoy es un hecho aceptado que el ejercicio físico regular, además de fortalecer los sistemas inmunológico, metabólico y cardiovascular, también vigoriza la resistencia al estrés e induce el bienestar corporal y emocional.

Otra contribución notable ha sido la cirugía estética, que ayuda a disimular los efectos de malformaciones físicas y del envejecimiento y a embellecer los rasgos faciales o corporales, mejorando así la autoestima. Por otra parte, todos conocemos a profesionales de la ciencia farmacéutica comprensivos que nos ayudan a salir de la botica armados con una batería de cremas y grageas maravillosas que prometen desde estimular una visión más positiva del mundo hasta lograr conciliar el sueño, pasando por borrar las arrugas de la cara y devolver a los calvos el cabello perdido. Estos avances no solo apuestan por añadir años a la vida, también por que esos años sean más gratificantes.

Siempre que describo los frutos palpables de la medicina del bienestar no puedo evitar nombrar como ejemplo tangible la píldora anticonceptiva. En verdad, esta prescripción médica, mezcla de estrógeno y progesterona, que no cura dolencia alguna, ha contribuido a la liberación y bienestar del sexo femenino al permitir a la mujer controlar fácilmente su fecundidad y aliviarla del enorme peso que supone la procreación involuntaria. El invento fue posible gracias al doctor Gregory Pincus, investigador biólogo de la Universidad de Harvard, a Margaret Sanger, fundadora del movimiento de planificación familiar estadounidense, y a la filántropa Katharine Dexter McCormick, defensora acérrima del derecho de la mujer al control reproductivo. El uso de la pastilla Enovid como anticonceptivo fue aprobado en Estados Unidos en 1960. En pocos años, millones de mujeres en todo el mundo tomaban —y hoy toman— la píldora con regularidad.

La historia de la píldora anticonceptiva está ligada a otros avances de la medicina del bienestar que tratan de producir la fecundación y el embarazo en mujeres estériles. A mediados del siglo pasado se comenzó a inducir el embarazo en mujeres que no podían tener hijos mediante un tratamiento de hormonas que estimulaba la ovulación. Y más recientemente los avances de la ciencia permitieron disponer de técnicas de inseminación artificial. Estos logros reconocen el hecho de que, para muchas mujeres, la maternidad es una fuente de felicidad, y proporcionan a parejas estériles el inmenso regalo de traer al mundo hijos sanos con los que han soñado.

¡Ah!, y no olvidemos la contribución a la calidad de vida masculina de esas tabletas azules, compuestas de sildenafilo, que restauran el vigor sexual en hombres cuya potencia genital ha sido apagada por el estrés, la edad, el hastío, la diabetes u otros malestares. El desarrollo de este medicamento es consistente con la convicción social de que hacer el amor o practicar el sexo en todas sus formas es un ingrediente placentero, saludable y vitalista de la naturaleza humana, algo que está ahí para ser disfrutado.

Psicología positiva

El estudio de los factores que contribuyen al bienestar de las personas tampoco entraba en la misión original de la psicología. Esto explica el que desde sus principios los profesionales de esta ciencia prestaran más atención a la angustia que a la confianza, al desánimo que a la alegría. Sin embargo, como ocurrió en el mundo de la medicina, la importancia de los aspectos positivos de la mente humana también fue reconocida en psicología. Muy significativo fue el establecimiento en el año 2000 de la asignatura Psicología Positiva por varias universidades estadounidenses, alentadas por el profesor de la Universidad de Pensilvania Martin E. P. Seligman. Esta rama de la psicología estudia los rasgos del carácter, las experiencias y las circunstancias que nos ayudan a disfrutar el día a día, a superar las barreras que se nos cruzan y a promover nuestra satisfacción con la vida en general.

Uno de los productos más importantes de esta nueva ciencia ha sido el descubrimiento de los beneficios de la perspectiva optimista. Hasta hace poco, el optimismo se equiparaba a la ingenuidad o incluso a la ignorancia. Hoy sabemos que la disposición optimista es una forma razonada y saludable de sentir y de pensar que nos ayuda a gestionar los desafíos que nos plantea la vida sin desmoralizarnos. Está demostrado que antes de tomar decisiones importantes, las personas de alto optimismo sopesan tanto los aspectos positivos como los negativos, mientras que las de bajo optimismo solo consideran los negativos. Igualmente, las personas de talante optimista mantienen una visión esperanzadora del futuro, tienden a considerar posible lo que desean y confían en su capacidad para alcanzar las metas que se proponen. En consecuencia, localizan el centro de control de sus decisiones dentro de ellas mismas y confían en sus funciones ejecutivas personales para alcanzar las metas que se proponen. Siempre digo que cuando viajamos en avión es preferible contar con pilotos optimistas.

Otro ejemplo de los frutos de la psicología positiva son los estudios que confirman los beneficios de la extroversión para la satisfacción con la vida en general. La extroversión, entendida por la comunicabilidad y la sociabilidad, es una fuente importante de emociones positivas. Hablar, bien sea para comunicarnos con otros o para conversar con nosotros mismos, contribuye a la calidad y cantidad de vida, en especial si la persona goza de una medida razonable de estabilidad emocional.

Las palabras habladas son también un alimento vital para el cerebro infantil. Oír una variedad de palabras y expresiones desde que nacemos es condición necesaria para aprender a hablar de manera correcta. Y cuantas más palabras, mejor. Está demostrado que los pequeños que conviven con padres y cuidadores parlanchines progresan con más rapidez en su desarrollo intelectual, social y emocional.

Quiero matizar que los efectos positivos de la extroversión también son aplicables a las lenguas de signos. Hoy, las lenguas de signos en las comunidades de sordomudos son tan precisas y emotivas como las lenguas habladas y, del mismo modo, requieren transformar imágenes, ideas y emociones en símbolos que se representan con las manos y los gestos faciales.

Curiosamente, por lo general, las mujeres son más extrovertidas que los hombres. La mayoría de los estudios comparativos revelan que ellas articulan al día hasta diez mil palabras más que ellos. Al mismo tiempo, la esperanza de vida de las mujeres en el mundo es de promedio 4,4 años superior a la de los hombres[10]. Con franqueza, no puedo resistirme a concluir que las mujeres viven más porque hablan más.

En el terreno del bienestar que nos ocupa, un psicólogo pionero que plantó las semillas de su estudio fue el neoyorquino Abraham Maslow, quien dedicó gran parte de su vida profesional a investigar la jerarquía de las necesidades humanas. Nacido en el barrio de Brooklyn, en 1908, de

---

[10] «World health statistics overview 2019: monitoring health for the SDGs, sustainable development goals», Organización Mundial de la Salud.

padres rusos inmigrantes, con veintiséis años fue aceptado en la prestigiosa Universidad de Columbia, donde descubrió la música y el teatro, una pasión que le acompañó el resto de su vida. Su contribución a la naturaleza del bienestar puede resumirse en una idea esencial: los seres humanos poseemos la tendencia innata a conseguir el bienestar satisfaciendo de forma progresiva grados superiores de necesidades. En concreto, argumentaba que a las personas que literalmente se mueren de sed o de pánico, no les interesa satisfacer ninguna otra necesidad excepto la de beber agua y protegerse; solo una vez satisfechas estas necesidades vitales, buscan incrementar su bienestar satisfaciendo necesidades superiores como el amor en el contexto de relaciones íntimas y el sentido de pertenencia a grupos como la familia y las amistades. Por ejemplo, explica: «Cuando estamos debilitados, hambrientos, la necesidad de amor deja de ser un factor decisivo de nuestro bienestar, mientras que cuando nos sentimos frustrados en el terreno amoroso, seguimos sintiendo la necesidad de comer, contra lo que sostengan las novelas románticas»[11].

A un nivel más alto de la escala de necesidades, Maslow situaba la autoestima o el respeto a uno mismo por los propios talentos y el reconocimiento por parte de los demás. Y solo una vez que estas necesidades han sido satisfechas buscamos nutrir los niveles superiores o metanecesidades,

---

[11] Abraham Maslow, «A Theory of Human Motivation», *Psychological Review,* 50, 370-396, 1943.

como la necesidad de justicia, de belleza, de verdad y, en definitiva, de perfección.

Una vez mencionadas las contribuciones originales de las ciencias actuales que estudian los aspectos saludables y gratificantes de la naturaleza humana, pasemos a enfocar los elementos que caracterizan nuestro estado placentero de bienestar que a menudo llamamos *estar bien*.

3
NUESTRO BIENESTAR

El sentimiento de bienestar es una prioridad de nuestra andadura vital, pues favorece la calidad del día a día, lo que a su vez alimenta en nosotros la ilusión y la convicción de que vivir merece la pena. Como propuso con clarividencia Charles Darwin hace siglo y medio, las tendencias naturales, programadas en los genes, que configuran el poderoso instinto de conservación que nos avisa de los peligros y nos mueve a protegernos, también se encargan de promover comportamientos y estados de ánimo placenteros que favorecen la supervivencia y propagación de la especie. «Si los miembros de cualquier especie sufriesen habitualmente, no se ocuparían de propagarse. Esta consideración me hace creer que todos los seres vivientes estamos programados para disfrutar», escribió Darwin en su autobiografía[12].

---

[12] Charles Darwin, *The autobiography of Charles Darwin* (1876), Norton, 1969.

Desde que se descifró el genoma humano en el año 2000, cada día más datos científicos conectan genes con rasgos de la personalidad y con nuestra forma de ver la vida, incluyendo la tendencia a sentirnos bien. Por ejemplo, el gen denominado 5-HTT está implicado en la distribución en el cerebro de la serotonina, una de las hormonas que regulan el estado de ánimo. Curiosamente, las personas que portan la versión larga de este gen tienden a dar preferencia a los aspectos positivos de las cosas y pasar por alto los negativos; y son más resistentes al estrés que causan ciertas adversidades como la muerte inesperada de un ser querido o la pérdida del trabajo. Mientras que los portadores de la versión corta son más susceptibles a los estímulos negativos del entorno, lo que los hace más propensos a la ansiedad.

También sabemos que las sensaciones placenteras responden a mecanismos neuroquímicos cerebrales. Sustancias como la dopamina, la serotonina y las endorfinas, que se producen en el cerebro y en el sistema digestivo, e inducen en nosotros emociones agradables. Además, gracias a las técnicas de visualización del cerebro vivo, se ha identificado más actividad en ciertas zonas como el tálamo y la región prefrontal izquierda en las personas que tienden a sentirse contentas y a mirar los aspectos positivos de una situación dada. Por el contrario, la inclinación a centrarse en la parte negativa de las cosas y exagerar su importancia está relacionada con procesos fisiológicos en el hemisferio cerebral derecho. No obstante, no podemos reducir algo tan complejo como el sentimiento de bienestar subjetivo a una reacción química concreta ni a un centro cerebral específico.

Los recién nacidos vienen al mundo programados genéticamente para tratar de satisfacer sus necesidades básicas de bienestar; por eso, desde el primer día, piden a gritos o llantos el alimento y el confort. A las pocas semanas de nacer ya captan una amplia gama de sensaciones, sonidos e imágenes placenteras como las caricias, las miradas y las palabras emotivas que les dirigen sonrientes sus cuidadores y buscan de manera instintiva el contacto físico y la conexión afectiva agradable con otras personas. Sin duda, estas emociones positivas juegan un papel fundamental en satisfacer su necesidad natural de bienestar.

Ayudados por la maduración natural del cerebro, semanas más tarde los pequeños ya muestran su capacidad para disfrutar actividades que requieren utilizar sus propias aptitudes. No hay nada más que observar la alegría en sus rostros al descubrir, por ejemplo, que cuando mueven sus manitas hacen sonar las campanillas que cuelgan sobre la cuna. Estas primeras experiencias siembran las semillas de la confianza en sí mismos a la hora de buscar sensaciones placenteras, satisfacer sus necesidades y sentirse eficaces. Este primer sentido de competencia es muy importante, pues alimenta su autoestima y estimula en ellos la autonomía y el incentivo para llevar a cabo proyectos gratificantes.

Si bien todos nacemos equipados con genes que nos impulsan a perseguir aquello que nos hace disfrutar, las fuerzas del entorno y las circunstancias que vivimos moldean la influencia del equipaje genético. Los efectos del medio sobre nuestros genes pueden comprenderse mejor si recurrimos a los conceptos de genotipo y fenotipo. El genotipo consiste en el conjunto de genes que forman las semillas de nuestro ser, mientras que el fenotipo es la expresión del genotipo una vez que ha sido moldeado por el tiempo, los rasgos de nuestra personalidad, las experiencias que vivimos, así como por el impacto del medio familiar, social y cultural en el que crecemos. De hecho, desde que nacemos, los rasgos de la personalidad y la calidad del entorno físico y social pueden fortalecer o debilitar nuestra capacidad innata para construir experiencias positivas.

No olvidemos que el cerebro humano se cuadriplica de tamaño durante los primeros quince años. En esos años, las experiencias positivas y negativas que vivimos en el entorno familiar, escolar y social o que captamos a través de los medios y las redes sociales tienen un impacto importante en nuestra forma de ver la vida.

Todos podemos aprender a practicar actividades gratificantes que propicien estados de ánimo placenteros. De ahí que sea una inversión rentable esforzarnos en conocer y mejorar las pautas de conducta que favorecen nuestro bienestar. A fin de cuentas, la forma de ver y sentir la vida depende de múltiples elementos innatos y adquiridos. Fuerzas biológicas, psicológicas, sociales y culturales modelan nuestro modo particular de ser, percibir y juzgar las cosas. En definitiva, ¡nacemos, nos hacemos y aprendemos!

En 1999, un grupo de psicólogos encabezado por Daniel Kahneman, de la Universidad de Princeton, enfocaron el concepto de bienestar en el contexto de lo que llamaron psicología hedónica o el estudio de lo que hace que las experiencias que vivimos sean placenteras o desagradables. Esta rama de la psicología se ocupa, principalmente, de los sentimientos de placer, alegría y satisfacción, pero también estudia la gama de factores biológicos, psicológicos y sociales que socavan los momentos felices. Kahneman y su equipo subrayaron la tendencia natural de los seres humanos a buscar situaciones placenteras y evitar el sufrimiento. Según el paradigma hedonista, el bienestar depende sobre todo de los niveles de placer en la vida.

En realidad, la importancia del placer como aliciente de la vida tiene una larga historia. Aristipo, un filósofo griego del siglo IV a.C., ya postuló que el objetivo de la vida es experimentar la máxima dosis de placer posible. No cabe duda de que el cuerpo se relaciona con el entorno a través de nuestros ojos, oídos, olfato, gusto y tacto y nos proporciona placer cuando captamos cosas bellas o percibimos estímulos deleitables. Por ejemplo, cuando pensamos en el placer corporal, una de las primeras imágenes que nos suele venir a la mente es el sexo, para cuyo disfrute estamos genéticamente programados. El placer sexual se expande cuando añadimos la dimensión emocional, la imaginación y el amor a las prácticas sexuales. En el fondo, desde el punto de vista biológico, se trata de una ingeniosa y eficaz estratagema de la naturaleza para garantizar la reproducción y conservación de la especie.

Permítanme un breve paréntesis para mencionar que Daniel Kahneman, independientemente de su trabajo en psicología hedónica, recibió el Premio Nobel de Economía en 2002 por aplicar conceptos psicológicos a las teorías económicas, en particular en relación con las decisiones que tomamos bajo condiciones de incertidumbre. La teoría por la que Kahneman recibió el Nobel se basa en el «efecto certeza» o el principio de que en tiempos inciertos las personas estamos especialmente predispuestas a la cautela y a evitar riesgos. Resumiendo, a lo largo de la vida es inevitable enfrentarnos a decisiones, sean en ámbitos de familia, de estudio, de trabajo o de actividades sociales que implican un riesgo, sobre todo en tiempos inciertos. En condiciones de incertidumbre, el cerebro humano favorece la estabilidad y huye de los riesgos, por lo que las pérdidas seguras pero manejables van a ser preferidas a las ganancias hipotéticas que implican el riesgo de mayores pérdidas. Quizá de ahí venga el refrán «más vale malo conocido que bueno por conocer».

Volviendo al estudio del bienestar, no tardaron en surgir los proponentes de los ingredientes, llamados por algunos eudemónicos —del término griego *eudaimonía*— que van más allá de los placeres hedónicos y se basan en las capacidades y talentos humanos. La proposición se cimentaba en la teoría de que los ingredientes del bienestar, además de goces corporales, también incluyen gratificaciones, como la satisfacción por el desarrollo personal, el sentido de propósito, la autoeficacia, la competencia y la facultad para entablar y mantener relaciones afectivas. En resumen, las personas se sienten satisfechas y orgullosas en la medida que se consideran competentes a la hora de utilizar con éxito sus capacidades ejecutivas para satisfacer sus aspiraciones y alcanzar sus metas personales. Estas facultades se reflejan en la autoestima o la valoración positiva —y placentera— que las personas hacen de sí mismas.

Los componentes hedónicos de placer y eudemónicos de satisfacción por el logro de las aspiraciones, aunque diferentes, son compatibles y ambos son fuentes importantes de nuestro bienestar. Las investigaciones en diferentes continentes y culturas han demostrado que, cuando se pide a las personas que definan sus momentos felices, la mayoría se refiere tanto a experiencias cargadas de placer sensorial o emocional como a actividades gratificantes que les permiten cultivar sus relaciones y habilidades, y experimentar autenticidad, autonomía, sentido de propósito y significado en la vida.

Hoy se considera que el bienestar es multidimensional e incluye una amplia gama de gratificaciones y recompensas físicas, psicológicas y sociales. Pero, atención, como veremos a continuación, una característica esencial del bienestar es su naturaleza subjetiva.

Factor subjetividad

A lo largo de los años han sido muchas las personas que me han pedido consejo para ser felices. Tras haber improvisado consejos sin éxito, hoy les asigno la respuesta:

—Dame la lista de parcelas de tu vida que contribuyen a tu bienestar y, seguidamente, especifica tu plan para cultivarlas y protegerlas... Ese es mi consejo.

Aunque no hay duda de que el movimiento pionero de psicología positiva ha aportado importantes conocimientos sobre el sentimiento de bienestar que llamamos en el lenguaje cotidiano *estar bien,* un aspecto importante que, en mi opinión, no se ha tenido suficientemente en cuenta es el papel fundamental que juega la subjetividad en la definición y valoración de sus componentes. Es evidente que nuestra perspectiva depende de una mezcla de factores innatos y adquiridos, así como de experiencias vividas y de la influencia del medio que nos rodea. Esto explica el hecho de que sintamos y manifestemos nuestro bienestar de formas tan personales como diferentes.

Cuando nos sentimos bien es porque estamos respondiendo a estímulos sensoriales, emociones, pensamientos, recuerdos, hechos o escenarios que consideramos placenteros, atractivos y deseables. Por tanto, los elementos que contribuyen a la satisfacción en el día a día deben ser identificados en libertad por las personas y no dictados por filósofos, científicos o impuestos por las ideologías del momento. Por ejemplo, hasta principios de este siglo, las teorías sobre el bienestar asumían de manera errónea que era un don exclusivo de «hombres y mujeres jóvenes, sanos, inteligentes, bien educados, trabajadores, bien pagados, religiosos, casados y de aspiraciones modestas». El problema es que los investigadores descuidaron el hecho de que las personas no interpretamos igualmente las mismas condiciones objetivas demográficas, sean físicas, psicológicas, sociales, económicas o ambientales.

Ni los ingresos económicos que percibimos al mes ni el número de horas que dormimos al día son pruebas objetivas del bienestar; lo que cuenta es el grado de satisfacción subjetiva que nos proporcionan esos ingresos y esas horas de sueño. Igualmente, los contrastes definen muchos de nuestros momentos placenteros; la sed transforma el agua en el refresco más gustoso y la separación de un ser querido convierte el reencuentro en un instante feliz. En este grupo incluyo los comentarios que escucho en hospitales de boca de pacientes. Funciones corporales tan sencillas como dormir confortablemente de lado, respirar sin apuros, comer sin atragantarse, evacuar con facilidad, moverse sin dolor o rascarse a gusto se convierten en experiencias de bienestar. Insisto, la elección de los factores que contribuyen a nuestro propio bienestar es personal y depende de la forma de ser, de nuestras circunstancias y de las prioridades del momento.

Sin duda, la personalidad moldea las valoraciones que hacemos de las cosas a la hora de buscar y apreciar el bienestar. Algunos rasgos de la personalidad ya vienen programados en nuestro equipaje genético. Como podemos apreciar en las salas de maternidad, hay bebés impacientes y expresivos mientras que otros son tranquilos y callados.

La primera característica de la personalidad que llamó la atención a los investigadores fue la dimensión extroversión-introversión. Las personas extrovertidas son habladoras y sociables; tienden a comunicar sus sentimientos a los demás, dirigen su energía hacia fuera, se inclinan a la acción y a explorar nuevos horizontes. Por su parte, las introvertidas se concentran preferentemente en su mundo interior, les gusta la reflexión y disfrutan analizando ideas y emociones; en situaciones sociales son más reservadas y prefieren los círculos limitados de amigos. Como es natural, nadie es del todo extrovertido o introvertido, sino que nos inclinamos más hacia una característica u otra. Otros rasgos del carácter que influyen en el modo de ver y valorar las cosas incluyen la propensión a ser cautelosos o impulsivos, confiados o suspicaces, analíticos o intuitivos.

La gran diversidad de maneras de ser contribuye a la variedad de formas de ver y apreciar los elementos que contribuyen a nuestro bienestar. Como advirtió Albert Einstein, al explicar su célebre teoría de la relatividad, el punto de mira del observador moldea inevitablemente su perspectiva. Aunque no fuese un científico en el sentido estricto de la palabra, el poeta asturiano Ramón de Campoamor, en el poema «Las dos linternas», nos describió cómo mientras la linterna de Diógenes, que era oscura, todo lo entristecía, la suya, que era clara, todo lo alegraba.

Su conclusión: «… nada hay verdad ni mentira; todo es según el color del cristal con que se mira»[13]. Y ante la botella llena de bienestar hasta la mitad ocurre lo mismo. Unos la ven repleta de gratificaciones y se reconfortan, mientras que otros la perciben escasa en placeres y se entristecen.

Curiosamente, los atletas ganadores de medallas de plata se sienten menos felices con su éxito que los que obtienen las de bronce. Los galardonados con plata se reprochan y se sienten decepcionados por no haber conseguido el oro. Por el contrario, los premiados con el bronce piensan en lo cerca que estuvieron de quedarse sin medalla y se deleitan en su victoria.

Los seres humanos no damos el mismo significado a las cosas. Cada uno vemos el mundo a nuestra manera. De hecho, la subjetividad de las percepciones es la base de las pruebas psicológicas llamadas proyectivas que se utilizan para estudiar la personalidad, identificar rasgos de carácter, esclarecer conflictos emocionales e, incluso, diagnosticar ciertos trastornos mentales. Quizá la mejor conocida sea la prueba de Rorschach, inventada a principios del siglo XX por el joven psiquiatra suizo Hermann Rorschach. Desde pequeño, Hermann estaba tan fascinado por los efectos visuales de las manchas de tinta que en el colegio le llamaban Kleck —de *tintenkleck,* que en alemán significa «mancha de tinta»—. En uno de sus primeros experimentos seleccionó diez manchas de tinta y se las mostró a cuatrocientos sujetos

---

[13] «Las dos linternas», perteneciente a su obra *Doloras,* (1846).

voluntarios con el fin de estimular sus pensamientos y fantasías. Unos veían personas en estos perfiles ambiguos, otros identificaban animales, había quien percibía intercambios entre diferentes figuras, y muchos evocaban experiencias personales pasadas importantes.

Un ejemplo concreto de la relevancia de las valoraciones subjetivas se hizo evidente en las investigaciones multinacionales sobre la percepción de la propia salud. Estos estudios demostraron que la respuesta a la simple pregunta de «¿cómo describiría su salud en general?» predice la longevidad de la persona mejor que un examen médico completo, especialmente en hombres y mujeres de sesenta o más años. Resumiendo, los participantes que evaluaron subjetivamente de «excelente» su salud, vivieron de promedio casi dos años más que quienes se catalogaron a sí mismos de «mala» salud, independientemente de los resultados de los reconocimientos médicos. Una explicación es que hay personas que evalúan más correctamente su estado general de salud que los médicos o las pruebas diagnósticas. Otra posibilidad es que una vez que catalogamos nuestro nivel de salud, adoptamos el estilo de vida más apropiado para que la predicción se cumpla. Lo que sí es cierto es que la valoración subjetiva que hacemos de la salud en general puede ser un dato importante a la hora de vaticinar nuestra longevidad. Por fortuna, en la actualidad las investigaciones sobre el bienestar subjetivo se están centrando en explorar las opiniones particulares de las personas en el contexto de su forma de ser, sus aspiraciones, sus expectativas y sus circunstancias.

Un día, en la primavera de 2021, llevaba unas horas batallando con los ingredientes de *estar bien* y un tanto sorprendido de los múltiples sentidos que le damos a esta expresión, cuando recordé la acalorada discusión entre Alicia y Humpty Dumpty —personaje con aspecto de huevo— en el *País de las Maravillas* sobre el significado de las palabras. En un momento de la fábula, Humpty Dumpty, con tono desdeñoso declara:

—Cuando yo empleo una palabra, esa palabra significa exactamente lo que yo quiero que signifique ¡ni más ni menos!

Alicia, discrepando, le responde:

—La cuestión está en saber si usted puede conseguir que las palabras signifiquen tantas cosas diferentes.

A lo que Humpty Dumpty declara enfáticamente:

—La cuestión está en saber quién manda aquí, ¿las palabras o yo?[14].

De repente se me encendió una luz interior y decidí escribir este mensaje a mis amables seguidores en Twitter:

Llevo días reflexionando sobre el significado de la expresión *estar bien*. Como se imaginan, cada persona siente y describe sus vivencias a su manera, ¿pueden compartir conmigo el significado que le dan a *estar bien*?

---

[14] Novela de Lewis Carroll, *A través del espejo y lo que Alicia encontró allí,* (1871).

En pocas horas recibí unas mil respuestas. En el siguiente capítulo sobre los ingredientes de *estar bien* incluyo muchas de ellas. En verdad, me alegré mucho de haberles preguntado, pues sus mensajes me ayudaron a palpar más de cerca la diversidad de significados que tiene esta frecuente expresión. No obstante, creo que es importante tener presente que, aunque no nos pongamos de acuerdo a la hora de definir qué es *estar bien,* todos reconocemos ese estado de bienestar cuando lo sentimos.

4

INGREDIENTES DE ESTAR BIEN

Al tratarse de un estado de ánimo tan subjetivo, el bienestar no se presta a ser medido objetivamente como hacemos con la presión arterial o la temperatura del cuerpo. De ahí que cada día se acepte más el principio de que para conocer a fondo las sensaciones, las emociones, los pensamientos y las circunstancias que contribuyen al bienestar, hay que preguntar y escuchar a los hombres y mujeres que valoran y describen su bienestar, y no basarse en dogmas o teorías preconcebidas. Sin duda, gracias a las personas que comparten su estado de ánimo y sus reflexiones con los profesionales que las escuchan, anotan sus palabras y las estudian metódicamente en el contexto de quién las dice, sabemos que *estar bien* implica gozar en el presente de un estado de bienestar físico y psicológico. No obstante, los ingredientes de este estado placentero varían de persona a persona dependiendo de sus circunstancias, necesidades y prioridades.

Siempre recuerdo la anécdota que relata Charles Darwin en su obra sobre *La expresión de las emociones*. Cuenta que un día le preguntó a un pequeño de unos cuatro años qué significaba para él ser feliz; el niño le respondió:

—Reírme, hablar y dar besos.

Creo que sería difícil ofrecer una definición más personal y palpable de bienestar.

Como cabe esperar, la salud, tanto física como psicológica y social, es sin duda un componente esencial de los cimientos sobre los que construimos nuestro bienestar. Por otra parte, *estar bien* es un sentimiento agradable de contentamiento. Por eso lo identificamos con sensaciones apacibles que llamamos sosiego, paz interior o tranquilidad. La tranquilidad tiene un componente emocional y otro biológico. El aspecto emocional suele incluir serenidad de espíritu, confianza y seguridad. El componente biológico depende del equilibrio químico y hormonal de nuestro medio interno y de nuestro reloj biológico que regula el sueño, el apetito y otras funciones vitales.

Abundan también las personas que para *estar bien* eligen estados de ánimo conectados con emociones placenteras derivadas del sexo y de amores románticos. Ciertamente, el cuerpo, a través de los sentidos, nos produce sensaciones dichosas cuando apreciamos su soltura, su agilidad, su creatividad, así como su sensibilidad para captar y crear cosas bellas e incluso sumergirse en meditaciones profundas de carácter místico.

La autoestima saludable es otro ingrediente importante del bienestar pues contribuye a que nos sintamos competentes y a menudo promueve en nosotros estados de ánimo gratificantes de autoaceptación, solidaridad y gratitud. Las relaciones afectivas de cariño y amistad forman un escenario en el que vivimos momentos dichosos en el sentido más amplio. De igual forma, el bienestar subjetivo se identifica con momentos de alegría asociados a logros en el trabajo y ocupaciones. Con los pies más pegados al suelo, son bastantes los que afirman que muchos de sus buenos momentos cotidianos provienen, sencillamente, de comer cuando tienen hambre y gozar de un buen sueño cuando están cansados o sentarse frente a la chimenea cuando tienen frío.

Antes de entrar de lleno en los ingredientes del bienestar subjetivo, creo que es importante mencionar un par de usos frecuentes de la expresión *estar bien* en nuestros encuentros sociales que, más que describir nuestro bienestar, transmiten un saludo educado distante o la simple ausencia de malestar.

Expresión de cortesía

En efecto, *estar bien* se usa con frecuencia como comentario o pregunta amable en el trato diario que no requiere entrar en detalles. El consultado responde de manera afirmativa, con independencia de cómo se siente en realidad, con el fin de proteger la propia intimidad y mantener un prudente distanciamiento de sus interlocutores. En el día a día, hay situaciones en las que nos sentimos renuentes a comunicar nuestro estado de ánimo, sea positivo o negativo, por miedo a las consecuencias que la información pueda tener en nuestros oyentes o en nosotros mismos.

Recuerdo que en los días y semanas que siguieron al ataque terrorista del 11-S, 2001 en Nueva York, mi respuesta automática a las preguntas cotidianas insistentes de *How are you?* siempre era *I am OK* con el fin de protegerme, mantener guardados los recuerdos fatales de aquel día y, de paso, ahorrarles un sofocón empático o compasivo a mis interlocutores. Es comprensible que si anticipamos la posibilidad de que nuestra respuesta a la afable pregunta «¿estás bien?» pueda dar lugar a un intercambio molesto innecesario o a desencadenar en nosotros emociones intensas, tratemos de responder con un ecuánime y diplomático «estoy bien, gracias» y ya está. Precisamente, desde los principios de la pandemia del coronavirus, empapada de incertidumbre, se volvió rara la comunicación hablada o escrita que no comenzara con saludos como «espero que estés bien» y terminara expresando el deseo atento de «que sigas bien», sin entrar en detalles. En la mayoría de los casos se trata de expresiones formales rutinarias sin expectativas de una respuesta concreta.

Aquí tenemos algunos de los ejemplos de este uso de *estar bien* compartidos por mis colegas tuiteros:

✓ Para mí estar bien es una expresión educada, en ocasiones es un enorme esfuerzo, pero de alguna manera pienso que colaboro con crear un buen ambiente, opto por la «máscara de cortesía» para convivir en sociedad.

✓ Estoy bien es una excusa para no tener que explicar realmente cómo estoy, una forma de quitarme de encima a quien pregunta.

✓ No dejo de decir que estoy bien cuando me preguntan ¿cómo estás?, y ya saben que estoy fatal, triste y con mucha pena, mi respuesta les vale a todos para seguir tan tranquilos.

✓ En mi caso con dolor diario por una artritis psoriásica estar bien significa que no quiero preocupar a la persona que me pregunta.

✓ Estoy bien es una expresión comodín bastante recurrente para enmascarar detalles que no quiero mostrar, porque tengo la sensación de que quejarme sería injusto —los demás siempre están peor—, porque quiero terminar la conversación o porque es verdad y podría estar peor.

✓ El otro día le pregunté a un vecino: Hola, ¿qué tal estás?, y me contestó amenazante: ¿Bien o te lo cuento?

✓ Si te preguntan ¿cómo estás? siempre hay que decir bien, para que nuestros amigos no se entristezcan y nuestros enemigos no se alegren, luego está la realidad, que a veces es la mera sensación producto de un proceso fisicoquímico y otras está sujeta a unos acontecimientos.

✓ Hola, estoy bien, no quiero contarte todo el calvario que tengo y sigo adelante. Contar enfermedades, tribulaciones, cosas malas, quejarse, es muy negativo para los demás. Hay que ser positivos y tragar. No quedan hombros para llorar.

✓ Para mí hay dos tipos de estoy bien: el de estar en paz conmigo misma tanto por lo externo como por lo interno, y el estoy bien en respuesta a quien me pregunta, pero que en realidad no le importa.

✓ Estoy bien, sin novedad y no preguntes más y así no entro en materia.

✓ Estar bien es una expresión que yo uso mucho, pero en realidad no refleja como estoy. Por ejemplo, cuando murió mi hijo y mi gente me preguntaba, yo siempre decía ¡estoy bien! y pensaba para mí, respiro, sigo viviendo...

✓ «Estoy bien» es la respuesta que le doy a mi abuela cuando me pregunta cómo estoy, y aunque ahora mismo todo vaya mal, le digo que estoy bien para no preocuparla. Su ausencia de preocupación por mí me hace estar bien.

✓ Estoy bien es una contestación automática. Brota de mis labios sin casi pensarlo.

✓ Mi respuesta a un estoy bien es quizá la mejor manera de comprobar cuánto me conoce el que me pregunta.

✓ Somos seres egoístas, y a nadie realmente le importa la respuesta, al igual que nosotros tampoco queremos que los otros nos den el latazo con sus problemas.

No estar mal

El segundo significado conciso que bastantes personas le dan a la expresión *estar bien* es «no estar mal». Este concepto global condensa y resume el estado subjetivo de bienestar sin especificar los ingredientes que lo integran. El uso de esta expresión suele estar relacionado con el contexto social y la compañía del momento. Es comprensible que haya momentos en los que prefiramos consolidar los componentes de *estar bien* en la idea sucinta de no estar mal. Veamos algunos ejemplos:

✓ Digo estoy bien cuando siento que no estoy mal; o sea, me estoy refiriendo a un estado mental caracterizado por la ausencia de cualquier malestar importante.

✓ Para mí es no tener grandes problemas o necesidades.

✓ Es la ausencia de preocupación, corazón y mente tranquilos, el móvil no suena: no hay malas noticias.

✓ Estar bien es no tener temores, sentirme conforme con mi situación sin miedo a perderlo todo.

✓ Cuando no tienes ningún dolor físico ni del alma. Cuando no tienes ninguna preocupación que te quite el sueño.

✓ Últimamente, *estar bien* para mí es seguir adelante, aunque reconozco que me están afectando la pandemia, la crisis económica y el drama social y sanitario.

✓ Estar ausente de grandes problemas; con los pequeños puedo, incluso con los medianos, pero cuando hay problemas a los que no ves salida, es imposible estar bien.

✓ Es no tener necesidades acuciantes, y en estas necesidades incluyo físicas o de salud, emocionales o trascendentes, y sociales, laborales o económicas.

✓ Estoy bien en esos breves y escasos momentos del día en los que la ansiedad no me acosa con palpitaciones.

✓ Yo estoy bien cuando examino mi situación general, trabajo, familia, día a día…, y no encuentro motivos para inquietarme.

✓ Estar bien para mí es cuando siento que no necesito cambiar nada, no pido que las cosas sean diferentes de como son, no siento que haya algo que tenga que resolver.

✓ Cuando no pienso que estoy mal.

✓ Estoy bien cuando no espero tener preocupaciones en las próximas veinticuatro horas; más no pido.

✓ Sin emociones perturbadoras, sin inquietudes, sin temores, ni angustia, ni enfado, ni preocupación ni rencor.

✓ Estar bien es sencillamente no estar mal, seguir respirando, no problemas, no sufrir, ¡no estar muerto!

A continuación, identifico los ingredientes más populares del bienestar subjetivo. Comencemos por el funcionamiento saludable de nuestro cuerpo.

El cuerpo funciona: la salud

Se dice que lo único que poseemos los seres humanos con certeza es el cuerpo. La conciencia de nuestro cuerpo es el primer pilar del sentido de nosotros mismos y un ingrediente esencial de nuestro bienestar. El cuerpo es la materia palpable que configura nuestro ser, esa obra natural maravillosa, construida de una mezcla de oxígeno, hidrógeno, carbono, potasio, calcio, hierro… y otras sustancias naturales. Entre los órganos que configuran el cuerpo resaltan el corazón, la bomba incansable que late por sí sola unas cien mil veces al día e impulsa seis litros de sangre por minuto; los pulmones esponjosos, que se encargan de proveernos de aire; el tubo digestivo, que digiere y asimila los alimentos; el hígado y los riñones, responsables de purificarnos, y cientos de músculos, tendones y huesos articulados que nos permiten sostenernos erguidos y movernos. Las arterias, venas y vasos linfáticos transportan nutrientes, hormonas, electrolitos y demás sustancias que alimentan nuestra energía y mantienen el equilibrio biológico.

Justamente, la cualidad que llamamos vida es el resultado de millones de turbulentas conexiones y señales dirigidas por esa increíble obra de arte que es el cerebro. Aunque solo ocupa el volumen de un litro de agua y no pesa más de kilo y medio, lo forman unos dieciséis mil millones de neuronas que interpretan la información que reciben y responden con directrices que nos mantienen vivos. Estas células nerviosas se conectan a otros centros del encéfalo, como el cerebelo, que controla los movimientos, y la médula espinal, que recibe y transmite información a través de los nervios a los miles de receptores sensoriales desparramados por todo el cuerpo que nos mantienen informados de lo que pasa en nuestro mundo interior y en el entorno.

El cuerpo cuida de sí mismo sin que nos demos cuenta, el sistema inmunológico nos defiende de sustancias dañinas, venenos y microbios de todo tipo. También gozamos de mecanismos protectores automáticos como, por ejemplo, el reflejo de la tos, que impide la entrada en los pulmones de cuerpos extraños. Un protector natural de nuestro ser es la piel, que en los adultos tiene un tamaño de casi dos metros cuadrados, por lo que es el órgano más grande. Además de albergar el sentido del tacto y conservar la temperatura del cuerpo, la piel nos defiende día y noche de los elementos perniciosos del medio.

Ya en la infancia aprendemos que tenemos cinco sentidos: la vista, el oído, el olfato, el gusto y el tacto. Sin embargo, poseemos más, aunque seamos menos conscientes de ellos. Por ejemplo, el sentido que nos permite percibir el dolor y protegernos, el sentido de termocepción que nos informa del calor y el frío tanto a través de la piel como de nuestros órganos internos, los sentidos que nos avisan de los movimientos que hacemos y de nuestra postura, lo que nos ayuda a mantener el equilibrio, aunque tengamos los ojos cerrados. Pero el cuerpo, además, compensa la carencia de un sentido agudizando la sensibilidad de otros. Todos hemos observado la habilidad extraordinaria de las personas ciegas para moverse por la ciudad sin más ayuda que su bastón o la compañía de un perro guía. Su soltura se debe tanto al entrenamiento como al hecho de que tienen muy desarrollados el oído, el tacto y la intuición.

Recordemos a Helen Keller. Nacida en 1880, a los diecinueve meses sufrió una grave enfermedad neurológica que la dejó ciega y sordomuda. No obstante, a los pocos años, no solo había convertido los sentidos del tacto y del olfato en «fuentes poderosas de sensaciones muy intensas de alegría», sino que aprendió a leer y a escribir con el método braille y se convirtió en una de las autoras más inspiradoras e imaginativas de su tiempo. «Puedo ver y por eso puedo ser feliz», declaró Helen en su biografía. Hoy por hoy, Helen Keller se alza como un ejemplo de que, a pesar de las discapacidades, con ilusión, esperanza y perseverancia es posible disfrutar de la vida[15].

Cuando sentimos que el cuerpo funciona con normalidad, mantenemos una conexión armoniosa cuerpo-mente y disfrutamos de nuestro cuerpo en acción, de su dinamismo y habilidades, acostumbramos a pensar que esas sensaciones agradables son fruto de la buena salud. Si hablamos de salud en el contexto de *estar bien,* solemos referirnos a la salud física, aunque cada día son más frecuentes las referencias a la salud mental. A menudo los beneficios de la salud casi siempre son silenciosos y solo los echamos de menos cuando nos sentimos indispuestos.

La importancia de la salud es más patente entre las personas que han sufrido enfermedades o en las personas mayores, para quienes el miedo a la discapacidad y la dependencia a menudo es fuente de preocupación. Con el paso de los años, los desarreglos del cuerpo nos llaman cada vez más la atención y juegan un papel más importante en nuestra calidad de vida. Cuando nos afectan dolencias

---

[15] Helen Keller, *The story of my life* (1902), Enciclopedia Británica, 6, 1992.

temporales que no son serias, la mayoría nos adaptamos y las superamos. Sin embargo, las enfermedades incapacitantes crónicas o graves socavan el bienestar.

Aunque contamos con la salud objetiva que nos diagnostican los médicos, la sensación personal de gozar de buena salud es la versión que solemos incluir en nuestro bienestar. De hecho, a la hora de calcular el bienestar la valoración subjetiva que hacemos de la salud puede ser más relevante que la salud que determinan los profesionales. Como ya mencioné al describir la importancia de la subjetividad en nuestro bienestar, las personas que evalúan de «excelente» su salud viven más tiempo que quienes la catalogan de «mala», independientemente de las opiniones de los galenos. Curiosamente, a menudo, al valorar el papel de la salud en nuestro bienestar, también incluimos la salud de los seres queridos.

Lo mismo que un cuerpo sano protege nuestra satisfacción con la vida cotidiana, está demostrado que las personas que se sienten contentas en su día a día tienden a adoptar hábitos saludables, son físicamente activas, cuidan sus costumbres y evalúan de manera positiva su salud. Voltaire, en el siglo XVIII, ya expresó este concepto cuando señaló: «He decidido ser feliz porque, además, es bueno para la salud»[16].

Veamos algunos ejemplos textuales de *estar bien* en los que la salud juega un papel importante:

_____

[16] Voltaire, *Diccionario filosófico,* (1764), Basic Books, 1962.

✓ Estar bien es ante todo que no me duela nada y estar bien de salud, después es tener la cabeza vacía de problemas míos o de mis más allegados y ya está, buena salud y en paz.

✓ Hoy por hoy el estar bien conmigo misma es fundamental y, aunque no esté bien físicamente, la salud mental es clave para sobrellevar achaques, enfermedades y problemas cotidianos.

✓ Estar bien es tener alineados, cabeza, boca y corazón y con aderezo de salud.

✓ Estar bien para mí consiste en gozar de buena salud, dormir sin miedo y despertar sin angustia.

✓ Estoy bien cuando no siento mi cuerpo y entonces ¡puedo con todo! Ocurre muy muy poquitas veces.

✓ Entiendo estar bien como la sensación de bienestar físico o psicológico en mí y en mis seres queridos, a eso me refiero cuando me preguntan y contesto «todo bien».

✓ Cuando tienes en tu círculo más cercano una persona con una enfermedad degenerativa incurable, estar bien es ralentizar el proceso, no tener dolores o que los ejercicios de fisioterapia funcionen. La salud es el bien más preciado, pero no solemos valorarla hasta que falla.

✓ Para mí es sentirme a gusto, sin presiones ni incomodidades, sobre todo emocionales, tener salud.

✓ Estar sana de cuerpo y mente, con energía, ilusión y confianza.

✓ El dolor de entonces es parte de la felicidad de ahora… La esencia de la vida es la integración de los opuestos. Estoy bien porque antes he estado mal.

✓ Estar vivo, manteniendo contacto con los seres queridos, compartiendo lo que tengamos y animando a seguir, aunque los días se vean difíciles, confiando en Dios siempre.

✓ Con diez crisis epilépticas parciales complejas al mes, nueve pastillas al día, en espera de cirugía cerebral, estar bien es lo idéntico de Nietzsche: amar cada instante de mi vida porque es mi vida. Estar bien es perder el miedo a vivir, porque a veces vivir da miedo.

✓ En mi caso, estar bien es estar descansado física y mentalmente, ausencia de fatiga y estrés psicológico. Entiendo que es así porque soy padre de dos niños muy pequeños y mi trabajo es muy exigente y requiere plena disponibilidad.

✓ Cuerpo y mente están conectados, si me duele el corazón, la cabeza, los músculos... es porque algo está fallando.

✓ Hace dos años diagnosticaron cáncer de mama a un familiar cercano. Estar bien para mí es que el tratamiento funcione y sobre todo ver que su cuerpo y mente responden a los estímulos positivos que su entorno le aporta, y que a pesar del dolor físico, siga teniendo razones para sonreír.

Tranquilidad, homeostasis y ritmo circadiano

Un ingrediente muy común del bienestar es la tranquilidad. Para muchos, ambos términos son sinónimos. La tranquilidad se entiende como el estado de calma, sosiego, serenidad o paz interior que sentimos en un momento determinado. Suele ir acompañada de la conciencia de que nuestro mundo anímico y biológico están en equilibrio.

El estado de tranquilidad se compone de ingredientes mentales, emocionales y físicos que se combinan de manera armoniosa. Al componente mental podemos llamarle «tener la conciencia tranquila»; por ejemplo, pensar que actuamos y cumplimos con los compromisos cotidianos lo mejor que podemos, de acuerdo con nuestros valores y recursos. Sentir que programamos de forma razonable nuestros proyectos de vida es otro componente frecuente de la tranquilidad. Por eso, cuanto más incapaces nos vemos de anticipar el mañana, tanto el nuestro como el de los seres queridos, más espacio dejamos abierto para que la intranquilidad nos invada. Difuminar o quitarles peso a recuerdos de fracasos o conflictos estresantes protege nuestra tranquilidad. Sin duda, nuestros razonamientos juegan un papel importante a la hora de fomentar la serenidad.

En el mismo sentido, olvidar los desengaños y las malas pasadas es un verdadero regalo de la memoria a nuestra paz interior. Como apuntaba Vicki Baum, la autora de la novela llevada al cine *Gran hotel* (1932), «las úlceras no salen por lo que comes; salen por lo que te come». La parte emocional de la tranquilidad suele incluir el sentimiento de serenidad de ánimo con una dosis generosa de confianza y seguridad. Las personas de perspectiva optimista que confían esperanzadamente en su capacidad para encontrar soluciones a los problemas cotidianos, tienden a sentirse tranquilas con más facilidad que aquellas que desconfían de su capacidad para manejar cambios o situaciones difíciles.

El componente físico de la tranquilidad tiene que ver con el equilibrio armonioso de nuestro medio interno, también llamado homeostasis, algo que fue originalmente expuesto por el médico francés, padre de la fisiología, Claude Bernard, en el siglo XIX. Los responsables de mantener el equilibrio corporal interno son los sistemas que se encargan de la autorregulación, como el sistema respiratorio, el nervioso, el endocrino, el circulatorio, el digestivo y el renal.

Por ejemplo, la química de la sangre es controlada con precisión por los pulmones, los riñones y demás sistemas estabilizadores. Incluso una pequeña desviación de la normalidad —acidosis o alcalosis— puede afectar gravemente a muchos órganos y, por supuesto, a nuestro bienestar[17].

También importante para la homeostasis es el control de la temperatura del cuerpo, la concentración de oxígeno, el metabolismo, las hormonas, los niveles de glucosa y demás sustancias, en respuesta a los cambios en el ambiente, en la dieta y en el grado de actividad física o de estrés de la persona. Los mecanismos reguladores de la homeostasis son automáticos, inconscientes y nos mantienen biológicamente estables y tranquilos.

Otro elemento biológico importante que contribuye a la tranquilidad es el buen funcionamiento del llamado reloj interno, que nos ayuda a mantener el ritmo circadiano basado en ciclos de veinticuatro horas en los que se turnan los periodos de luz durante el día y de oscuridad en la noche. Este compás natural también afecta a los animales y las plantas. El ejemplo clásico de la adaptación al ritmo circadiano es dormir en la noche y estar despierto durante el día. El reloj interno está controlado por genes que regulan los cambios en las células que acompañan al ritmo circadiano. En concreto, son genes que elaboran una proteína que se

---

[17] En medicina, la acidez o la alcalinidad de cualquier líquido del cuerpo, incluida la sangre, se mide mediante la escala de pH —potencial hidrógeno—, que se extiende desde 0 —muy ácido— a 14 —muy alcalino—. Por lo general, el organismo mantiene el pH de la sangre alrededor de 7,4.

acumula en las células durante la noche y se descompone en el día.

El reloj biológico, además de regular el sueño, ajusta la temperatura del cuerpo, la tensión arterial, el apetito, las hormonas —en particular, la melatonina secretada por la glándula pineal localizada en el centro del cerebro— y otras funciones mentales que acompañan a las actividades diarias, como el nivel de energía. Los desajustes del ritmo circadiano interno suelen producir insomnio a las horas que acostumbramos dormir y adormecimiento excesivo en otros momentos del día, que interfieren con el trabajo, los estudios o el ámbito social[18].

Cuando nos sentimos serenos y sosegados no negamos los problemas que podamos tener, pero los pasamos a un segundo plano y no nos estresan. En este estado apacible de calma disfrutamos de energía positiva y podemos sosegadamente evaluar nuestras circunstancias, tomar decisiones y emprender nuevos caminos. Resulta curioso que nos olvidemos con facilidad de nuestro equilibrio interno anímico-biológico, y solo lo echemos de menos cuando nos sentimos intranquilos, malhumorados o intuimos que algo falla.

A continuación, comparto algunos de los ejemplos en los que se resalta el papel importante que juega la tranquilidad:

---

[18] En 2017, los investigadores Jeffrey C. Hall, Michael Rosbash y Michael W. Young fueron galardonados con el prestigioso Premio Nobel de Medicina por haber desentrañado los mecanismos moleculares que controlan los ritmos circadianos y descubrir el gen que ayuda a regular el reloj del cuerpo.

✓ Estar bien es ese momento puntual que se caracteriza por el estado de calma física y mental de corta duración, sabiendo que dejarás de estarlo en cualquier momento.

✓ Para mí la calma es siempre la antesala del bienestar.

✓ Estar bien es estar en paz tanto personalmente como respecto de las personas cuyo estar bien condiciona directamente a mi propio estar bien.

✓ Estar bien implica tres estados: 1) salud, mi cuerpo está saludable y en forma; 2) calma, mi sistema nervioso regula sus emociones y acepta su pasado; y 3) plenitud, mi conciencia interpreta la vida como un regalo y una oportunidad.

✓ Para mí, hoy por hoy, estar bien es dormir bien.

✓ Estar bien es sentirme a gusto con mi momento vital, me levanto ilusionada, no tengo alteraciones del sueño, las dificultades las afronto con fuerza y esperanza…

✓ No tener molestias y sobre todo tener tranquilidad emocional, pero normal, sin ser la felicidad total.

✓ Serenidad, equilibrio y dormir en paz.

✓ Encontrarme tranquilo y satisfecho, ilusionado, con esperanza, eso ya sería estar muy bien.

✓ Yo estoy bien cuando me siento tranquilo.

✓ Estar en paz conmigo mismo.

✓ Estar tranquilo, que implica no tener preocupación de salud propia o de los más cercanos, sin problemas graves en el trabajo, sin discusiones importantes con la pareja… Nada extraordinario.

✓ Sentirme tranquila y no pensar demasiado… Esos ratos de paz.

✓ La tranquilidad y, añadiría, la expectativa de seguir tranquilo en los días sucesivos, por eso los viernes me siento mejor, sabes que es inminente el descanso…

✓ Estar psicológicamente en paz, aunque sea unos instantes, se vive como oasis en el desierto.

✓ Tranquilidad y serenidad, no anhelo otras cosas… Estoy pasando por una ruptura más que dolorosa, y es agotador el insomnio, el llanto incontrolable, la sensación de pérdida de uno mismo… ¡Solo quiero paz!

Experiencias placenteras

Como ya mencioné al describir el concepto de bienestar subjetivo, las teorías hedonistas establecieron que el placer es el fundamento de la vida, por lo que la búsqueda de placer es una necesidad vital. Sin duda, los momentos placenteros en el día a día y el disfrute físico o emocional por algo que nos gusta son elementos esenciales del bienestar subjetivo. Esto explica la tendencia natural en nuestra especie a buscar situaciones de placer para *estar bien.*

El cuerpo juega un papel principal en el placer. En realidad, todo lo que el cuerpo puede hacer tiene el potencial de ser placentero, especialmente si aprendemos a cultivar y apreciar sus sensaciones, pues adquirimos conciencia y disfrutamos del mundo que nos rodea a través de los sentidos, con nuestros ojos, oídos, olfato, gusto y tacto.

Dos experiencias comunes que proporcionan placer físico y emocional son la comida y el sexo. Creo que somos mayoría los que elegimos los alimentos porque nos gustan y por la sensación placentera que nos producen y no por sus propiedades nutricionales. Aunque les confieso que recientemente la diabetes tipo 2 me ha obligado a limitar los dulces. Con todo, no resulta difícil encontrar el placer al comer raciones adecuadas de manjares que no pongan en riesgo la salud. No me olvido de una cita atribuida a mi admirado chef José Andrés, con quien he tenido la suerte de compartir buenos momentos en Nueva York: «Las tapas son una celebración de la vida». Y cuando en una entrevista reciente le preguntaron cuál era su plato favorito, respondió:

—Las croquetas.

Que, además, encierran recuerdos inolvidables muy entrañables de su infancia, ya que su madre, «que era un genio de las sobras», hacía croquetas deliciosas a fin de mes[19].

El placer sexual en sus múltiples formas es otro regalo único de nuestro cuerpo. Y aunque el hecho de que estemos genéticamente programados para disfrutar del sexo sea una estratagema ingeniosa de la naturaleza para garantizar la conservación de la especie, la liberalización de las costumbres sexuales en general, incluyendo la pornografía, la masturbación y la aprobación de la homosexualidad, han facilitado mucho las cosas y hoy existe gran libertad para vivir el sexo de forma placentera. En los años noventa floreció el concepto de diversidad para referirse a la aceptación universal de todas las orientaciones sexuales, tipos de relación erótica e identidades de género, adoptadas libremente por las personas. Las siglas LGBT se establecieron como una expresión de autoidentificación colectiva y fueron adoptadas por la mayoría de las comunidades y medios de comunicación. Sin duda, el mundo del erotismo humano se expande cuando añadimos la dimensión psicológica, la fantasía y el romance a las prácticas sexuales puramente corporales.

---

[19] Ingrid Cotto, especial para el *Orlando Sentinel,* 22 de marzo de 2019, https://quote-citation.com/es/topic/citas-de-jose-andres.

El cuerpo también nos produce sensaciones dichosas cuando apreciamos su soltura, su agilidad, su destreza y su arte para captar y crear cosas bellas. Muchas personas definen *estar bien* como una emoción que les invade a través de los sentidos estimulados por una melodía que les llega, una imagen de belleza, una obra de arte, una idea creativa, o un sentimiento de cariño hacia algún semejante. En todas las culturas se han practicado las artes y se han inventado juegos, danzas, canciones y actividades creativas gozosas que estimulan la producción de endorfinas en el cerebro y provocan sensaciones deleitables y estados de ánimo positivos.

Cuando consideramos las experiencias de placer que contribuyen al bienestar, creo que es importante mencionar el papel que desempeñan las drogas recreativas, incluyendo el alcohol. Entre las sustancias más usadas despuntan la marihuana, los opiáceos, los alucinógenos, la cocaína y demás estimulantes y tranquilizantes accesibles con o sin receta médica.

El alcohol y las drogas siempre han estado con nosotros. Esta realidad, responde a la necesidad del ser humano de sentir placer, anestesiar el sufrimiento, olvidar las frustraciones y alterar la conciencia para poder escapar del aburrimiento y la angustia existencial. Estas sustancias, en dosis moderadas, pueden servir de apoyo temporal a la hora de superar momentos difíciles que no requieren conciencia despejada o agilidad mental. Sin embargo, al alterar el equilibrio vital y ser altamente adictivas, no tardan en crear nuevos problemas para los consumidores, como el debilitamiento del autocontrol, de la introspección y la atención hasta el punto de poner en peligro la salud e incluso la propia supervivencia. No cabe la menor duda de que el funcionamiento razonable de nuestras capacidades ejecutivas es una condición necesaria para poder alcanzar nuestras metas, afrontar con éxito las pruebas a que nos somete la vida y, en definitiva, disfrutar.

A medida que se prolonga la duración de la vida y aumenta el tiempo libre, las actividades placenteras de diversión tienen un peso muy importante en el bienestar. El juego, en un amplio sentido, es una de las experiencias humanas más antiguas y divertidas, pero hoy tenemos más oportunidades que nunca de volcarnos en actividades que nos ayudan a gozar y nos alegran la vida. En esta esfera se enmarca la poderosa industria del entretenimiento, que nos ofrece experiencias amenas y placenteras, al alcance de todos. Programas de televisión o radio, conciertos, películas, espectáculos o competiciones deportivas son pasatiempos tan deleitosos como populares, mientras que millones de personas disfrutan navegando en el espacio virtual de internet, porque la red nos ofrece un medio extraordinario para jugar, aprender, comunicarnos y forjar relaciones gratas con personas que, sin los medios digitales, nunca hubiéramos conocido.

Los contrastes también definen muchos de nuestros placeres. Los dolores de hambre convierten la comida más corriente en un manjar delicioso, y la separación temporal de un ser querido hace el reencuentro más dulce. No hay nada más que darse una vuelta por un hospital para escuchar de boca de los pacientes placeres que hasta ese momento no habían considerado como tales: por ejemplo, recostarse de lado y poder tragar sin problema.

Creo que la receta más popular y eficaz para alegrarnos la vida y proteger el bienestar *aquí y ahora* es cumplir con una dieta regular de placeres sencillos que nos hagan sonreír: hablar con amigos, leer un libro interesante, escuchar una música grata, cantar, bailar, ayudar a alguien, agradecer, darse un baño, jugar con quien sea, ejercitarse, cocinar algo sabroso, comer, hacer el amor, dar un paseo, salir de compras aunque no compremos nada, contemplar. La sonrisa de placer alegra nuestra vida y la de los presentes. Es importante recordar que muchos momentos dichosos provienen sencillamente del pan que comemos cuando tenemos hambre, del fuego que nos calienta cuando tenemos frío, del sueño que nos restaura cuando estamos cansados o de esa palabra de aceptación que nos anima.

Recomiendo los consejos del escritor Manuel Vicent en «A cierta edad»[20], que incluyo aquí con su permiso:

Si por la mañana te despiertan los pájaros y al abrir los ojos desde tu habitación ves el mar; si en el momento de saltar de la cama toda la casa huele ya a café y a tostadas de pan candeal; si al desperezarte como un gato

---

[20] Manuel Vicent, *El País,* 11 de julio de 2021.

no te cruje ningún hueso y sientes el cuerpo bien mace-
rado por un sueño agradable que ni siquiera recuerdas,
considera que el día empieza muy bien. Si después del
desayuno te das un baño en la playa desierta y luego en
la terraza del bar en el pueblo a la sombra de los plá-
tanos compartes una tertulia con amigos en que no se
habla de política ni de enfermedades, sino de las cosas
simples de la vida, de experiencias, de proyectos, de
recuerdos, este placer será acrecentado si al final te das
una vuelta por el mercado de frutas y verduras, y en el
puesto de confianza compras lo que te pidan los ojos,
brevas, melocotones, cerezas...

Seguidamente comparto con ustedes descripciones de
estar bien que incluyen sensaciones placenteras:

✓ Un partido de pádel y un orgasmo, eso sí que es estar
bien.

✓ Cuando estoy bien tengo una sensación intensa de alegría que te hace sentir tan contento, tan dichoso, tan
alborozado, que el gozo te revienta por las cinchas...

✓ Cuando gana el Betis y pierde el Sevilla estoy bien.

✓ Para mí estar bien es disfrutar plenamente de una taza
de café en mi terraza, solo, saboreando ese pequeño
momento de felicidad.

✓ Estar bien es despertarme y escuchar música, leer, caminar y viajar con muy poco.

✓ Disfrutar de la cotidianidad del día a día: mi familia, llevar a mis hijos al colegio, darles un beso de buenas noches, abrazar a mis amigos, tocar mi piano, el cariño de mi alumnado.

✓ Para mí es el estado de intenso bienestar físico y emocional en que me encuentro en un momento determinado. Como sé que es efímero, lo disfruto al máximo.

✓ Vivir intensamente en el ahora, conectada a la existencia.

✓ Estar en paz conmigo misma y ¡sentir alegría!

✓ Que me salga bien ese solo de guitarra.

✓ Es algo subjetivo, es un estado momentáneo de felicidad y cada vez me conformo con menos, en tiempos de COVID significa ¡estar viva!

✓ Para mí estar bien es vivir hoy por hoy, levantarme cada mañana y lidiar con mis rutinas, mi ratito de disfrutar de una buena taza de té, poder ser asertiva con la adolescencia de mi hijo, saber que mi padre se despierta cada mañana a sus ochenta y tres años y que seguimos adelante dichosos.

✓ Reír, pero reírme de verdad con el alma y con el corazón, sin necesidad de decir estoy bien.

✓ Estar con mi familia en la terraza de casa comiendo, riendo, diciendo tonterías.

✓ Estar bien para mí es estar sana, relajada, contenta, tener a mis amigos y a mi familia cerca, vivir cada momento como si fuera el último y disfrutar de la sonrisa de mi hijo y de cómo evoluciona cada día.

Autoeficacia y autoestima

Muchas personas incluimos en nuestro bienestar el sentimiento de autoeficacia o la confianza que sentimos en la capacidad para manejar eficazmente las situaciones que se cruzan en nuestro camino. De ahí que las valoraciones positivas que hacemos de nuestra competencia, incluyendo la aptitud para crear y mantener relaciones gratificantes, sean ingredientes naturales de *estar bien*. En 1986, Albert Bandura, profesor de la Universidad de Stanford, bautizó con el nombre de autoeficacia esa sensación placentera que experimentamos al darnos cuenta de que poseemos la habilidad para lograr lo que deseamos. Esta determinación fortalece la confianza en uno mismo y fomenta pensamientos como «yo puedo», «estoy preparado», «lo lograré», que contribuyen al bienestar personal.

Una forma de despertar la creencia en el poder de nuestra eficacia es a través de modelos sociales. Por ejemplo, ver que personas como nosotros tienen éxito a la hora de alcanzar sus objetivos gracias a su esfuerzo estimula en nosotros la opinión de que también podemos triunfar en nuestras luchas, lo que nos impulsa a movilizar nuestros recursos y confiar cuando surgen los obstáculos. Ser conscientes de que el estado de ánimo también afecta los juicios que hacemos sobre nuestra eficacia también ayuda. Obviamente, los estados físicos y emocionales positivos estimulan la confianza en uno mismo, mientras que los estados ansiosos o depresivos nos predisponen al pesimismo y al desánimo.

La necesidad de manejar las circunstancias de la vida que tienen consecuencias para nosotros impregna nuestro día a día. La eficacia en esa labor diaria hace la vida cotidiana agradable y predecible. Por el contrario, la incapacidad de influenciar las cosas que nos afectan nos genera aprensión y malestar. La capacidad para conseguir los resultados que deseamos y evitar los no deseados también alimenta el incentivo para perseguir metas. Una vez que nos convencemos de que tenemos los recursos personales necesarios, perseveramos más frente a la adversidad, nos recuperamos antes de los reveses y, a menudo, emergemos fortalecidos de la lucha. Un enérgico sentido de autoeficacia contribuye a la satisfacción con uno mismo. Y no olvidemos que el nivel de satisfacción con uno mismo predice nuestro bienestar.

Son muchos los estudios que demuestran una sólida conexión entre la autoeficacia y la autoestima saludable. La autoestima es el resultado de la valoración subjetiva que hacemos de nosotros; es una medida muy personal que se basa en nuestros valores y prioridades, por eso preferimos mantenerla en secreto. Imaginen que estamos charlando en un lugar tranquilo y les pregunto:

—¿Qué tal andas de autoestima?

Sospecho que se sorprenderían y no sabrían por dónde empezar. Cuánto y cómo nos valoramos y apreciamos es un tema privado del que no solemos hablar, aunque la autovaloración sea positiva.

A la hora de valorarnos sopesamos nuestras virtudes y defectos, capacidades y limitaciones, así como la eficacia de nuestras decisiones y comportamientos para conseguir las cosas que deseamos y alcanzar las metas. También consideramos la distancia entre lo que creemos que somos y lo que nos gustaría ser. En general, tendemos a reconocer nuestras cualidades y a elaborar un concepto positivo de nosotros mismos. Esta tendencia natural a apreciarnos nos ayuda a preservar el bienestar emocional, a funcionar con confianza en las diferentes parcelas de la vida. Las costumbres y las pautas de la sociedad en la que crecemos y vivimos también influyen en la apreciación que hacemos de nosotros, pues nos sirven de puntos de referencia y nos ayudan a forjar nuestros propios ideales.

Cuando reflexionamos sobre el bienestar es importante entender la fórmula que usamos para evaluar la autoestima, y el papel que esta juega en la selección de los ingredientes que van a forjar nuestro bienestar *aquí y ahora*. A fin de cuentas, de todas las opiniones que formamos a lo largo de la vida, la más relevante es la que formamos de nosotros mismos. Una autoestima favorable, estimulada por la esperanza de alcanzar las metas que nos proponemos, constituye una base importante de nuestro *estar bien* y predice un buen nivel de satisfacción con la vida en general. La autoestima moldea las expectativas y aspiraciones. Por ejemplo, una sólida autovaloración nos estimula a mejorar nuestras condiciones de vida, al hacernos pensar que nos lo merecemos y colorea la imagen que proyectamos a los demás. Las personas que reconocen sus propias cualidades también consideran creíbles las opiniones positivas que los otros hacen de ellas.

Gozar de una autoestima saludable facilita que nos sintamos seguros y competentes en nuestras ocupaciones, que disfrutemos de las aficiones y de las relaciones con los demás. Como resultado, dedicamos más esfuerzo a las tareas que se nos dan bien. Pensar que controlamos razonablemente el destino y que nuestras decisiones cuentan, nos hace sentirnos más seguros. Si nos imaginamos venciendo las adversidades alimentamos la motivación y el entusiasmo.

Todas las relaciones y ocupaciones importantes necesitan atención y voluntad para superar las vicisitudes diarias y adaptarnos a los cambios que nos impone el paso del tiempo. Una autoestima saludable ayuda a vencer los desafíos, pues estimula la confianza en uno mismo y la ilusión.

Con todo, no debemos olvidar que, aunque una buena autoestima constituye una pieza fundamental del bienestar cotidiano, no es una condición suficiente. En el camino de la vida somos afligidos por trastornos dolorosos o percances que, sin tener relación directa con nuestra autoestima, nos truncan las probabilidades de *estar bien*. Por ejemplo, el dolor recurrente es un veneno del bienestar que no socava directamente la autoestima, pero sí puede amargarnos la vida. Hay dolores indomables que consumen la alegría de los más resistentes. Otro ejemplo es la muerte de un ser querido. Sin duda, la pérdida mina nuestra alegría, pero no daña la autoestima, a no ser que uno se culpabilice.

En definitiva, la autoeficacia y la autoestima nos fomentan el interés, la motivación y la confianza para superar las barreras que se interponen en nuestro camino, pues nos protegen del miedo y el desánimo, y nos hacen percibir las exigencias de la vida más como desafíos que debemos superar y menos como amenazas que debemos evitar, por lo que estimulan en nosotros la sensación de tener el control de nuestro día a día y, en definitiva, de *estar bien*.

Veamos algunos comentarios sobre *estar bien* que incluyen el sentido de autoeficacia y sentimientos positivos de victoria como resultado de haber superado circunstancias difíciles o muy penosas.

✓ Estoy bien es lo que me repito cuando empiezo a sentir que las cosas se tuercen; con ello evito la queja y el victimismo y al final consigo enderezarme, busco aquello que funciona y me digo que puedo andar, conversar, aprender, cocinar, conducir, dormir…

✓ Según mi punto de vista, es seguir adelante y hacer frente a las adversidades del día a día…

✓ Para mí estar bien es conseguir mantener el ánimo. Por suerte, lo consigo la mayoría de las veces con eficacia y con momentos puntuales de ira, la cual descargo en videojuegos o en Twitter.

✓ Para mí es sentir que tengo fuerzas para seguir colocando en su sitio las cosas que no lo están.

✓ Cuando me levanto por la mañana y digo: ¡Vamooosss! ¡Bien! ¡Vamos, hombre, vamos!

✓ Estar bien es aceptar el momento presente, sentir que avanzo hacia delante, poco a poco, hacia mi objetivo, y que mi mente y mi cuerpo están fuertes para conseguirlo.

✓ Necesidades básicas satisfechas y dar todo de mí mismo ante la adversidad. Sea cual sea el resultado, sentir que he hecho todo lo posible. Y por supuesto ¡cuidar de los tuyos hasta el final!

✓ Estar bien es sentir que he elegido el «tren» adecuado hacia el destino que quiero.

✓ Estoy bien cuando siento que las cosas importantes están en orden: cuando mis hijas están sanas y contentas, cuando me siento en paz con el mundo, cuando gestiono mi vida, cuando siento que la vida es una suerte tal y como es, sin más ni menos.

✓ Para mí es superar el desengaño y esforzarme por mantener la racionalidad y la operatividad con uno mismo y con el entorno.

✓ Últimamente utilizo mucho la expresión *estar bien*. Hace cuatro meses que falleció mi padre por coronavirus, en el pico de la tercera ola. Muy rápido y traumático todo… pero ya también puedo reír y funcionar normal en el trabajo y en casa.

✓ Estoy bien cuando me siento en equilibrio, cuando puedo con las tareas que en ese momento tengo entre manos, ya sea una tarea profesional, un asunto de intendencia, ocio o simplemente no aburrirme.

✓ Estar bien en primera persona indica el estado de bienestar logrado en atención a tus propósitos o metas.

✓ Como superviviente del suicidio de nuestra hija, estar bien es que la tristeza no se convierta en desesperación, que nada despierte los peores recuerdos de ese día y, sobre todo, saber que mi testimonio ha servido a alguien.

✓ En mi caso, al tener esclerosis múltiple, y dado que «bien» en sentido estricto no recuerdo lo que es, estoy bien aquel día en que me siento yo, capaz de hacer algo útil y sentirme útil, que es lo más importante para mí.

Relaciones afectivas

Verdaderamente, todos venimos al mundo con la capacidad para crear lazos de afecto. Desde la infancia hasta los últimos días de la vida, el deseo natural de sentirnos queridos y de querer a otros da lugar a uniones de todo tipo que, además de alimentar el bienestar, nos protegen de los efectos nocivos de cualquier mal. El psicólogo Erich Fromm ya nos lo advirtió hace medio siglo: «El ansia de relación es el deseo más poderoso de los seres humanos, la pasión que aglutina a la especie»[21]. Personalmente, estoy convencido de que la calidad de la vida depende de la calidad de las relaciones.

A lo largo de nuestro trayecto por este mundo, vivimos situaciones muy diversas que nos alegran la vida. Sin embargo, si nos paramos a pensar sobre cuáles son las experiencias más agradables y tratamos de identificar las parcelas primordiales de los momentos dichosos, la gran mayoría de hombres y mujeres, independientemente de su edad, personalidad, estrato social o país en el que habiten, apuntan a las

---

[21] Erich Fromm, *El arte de amar,* Paidós Ibérica, 1992.

relaciones felices con otras personas, bien sean de pareja, de familia, de amistad o de conocidos con los que comparten su vida, sus valores o alguna causa común.

Entre los elementos positivos de las relaciones que contribuyen al bienestar resaltan el amor, la amistad, el respeto, la honestidad, el compromiso y la confianza. Sentir que pertenecemos a un grupo solidario que comparte una misión revaloriza el concepto de uno mismo. Precisamente por eso, para mucha gente, la parte más gratificante de su trabajo es el componente social, la oportunidad de relacionarse y trabajar en equipo con compañeros o colegas.

Hoy sabemos que para que los niños crezcan sanos y felices necesitan recibir afecto de forma continuada. Sentir el calor humano de un hogar confortable y protector es fundamental para el bienestar de los pequeños, igual que saber que comerán cuando tengan hambre y que podrán dormir cuando estén cansados. A medida que crecemos, la forma de satisfacer la necesidad de establecer lazos afectivos con los demás se configura de acuerdo con las experiencias que vivimos en la infancia y la adolescencia con nuestros padres, cuidadores y personas importantes del entorno. Poco a poco, la personalidad se va reflejando en las relaciones que formamos y en el significado que les damos. Al mismo tiempo, estas relaciones moldean el concepto de nosotros mismos y nuestro bienestar cotidiano.

Quienes confirman sin titubear su estado inconfundible de bienestar son los enamorados. Y es que, cuando sucumbimos al amor, es como si nos sumergiéramos en un torrente de euforia y felicidad. La pasión romántica es una emoción sublime que nos sacude a casi todos por lo menos una vez a lo largo de la vida. El enamoramiento restaura en nosotros el sentimiento especial de ser los primeros para otra persona. Ese estado preferencial inigualable, unido a la reciprocidad que crea, nos permite experimentar la dicha de poseer y de ser poseídos en exclusiva, de idealizar y de ser idealizados. En nuestro fuero interno todos ansiamos amar y ser amados incondicionalmente. Les confieso que en mis cincuenta y dos años de práctica psiquiátrica no he diagnosticado ni un solo caso de locura a causa del amor. Pero sí he observado a cientos de personas enamoradas demostrar con claridad su estado característico de cordura y sana razón.

Según la antropóloga Margaret Mead, en la primera relación buscamos el sexo romántico; en la segunda, los hijos; y en la tercera, la compañía. Una vez amainada la tempestad de la seducción, el amor se convierte en un arte que requiere esfuerzo y energía. Hoy las parejas insisten en que hay que «trabajar» para que la relación mantenga ilusión, vigor sexual, buena comunicación y equilibrio de las necesidades de dependencia y autonomía. Además, las parejas revelan que para preservar una relación feliz hacen falta cualidades como honestidad, flexibilidad, comprensión, tolerancia, generosidad, dedicación al bienestar de la persona amada y respeto a su individualidad.

La relación de pareja es una condición necesaria para que muchas personas puedan encontrar significado a su existencia. De hecho, la relación de pareja ha ascendido en rango de importancia como parcela de bienestar en los últimos tiempos. Esto se debe a que, actualmente, nos sentimos mucho menos coaccionados por los prejuicios sociales y culturales, lo que nos permite explorar nuevas formas de buscar la dicha compartida. Tanto en Europa como en Latinoamérica y Estados Unidos, cada día son más frecuentes las familias monoparentales, los segundos matrimonios de divorciados que agrupan a sus hijos, los amigos que viven juntos y las uniones homosexuales, con hijos o sin ellos. Por fortuna, la sociedad actual permite que todas las personas, sea cual sea su identidad sexual y su situación, puedan formar familias protectoras y cariñosas, algo tan importante a la hora de fomentar y proteger el bienestar. Está claro que los emparejamientos felices no se logran mediante la imposición autoritaria de costumbres inflexibles, sino a través de la elección libre y del amor.

Muchas parejas configuran el núcleo de un hogar familiar donde disfrutan de relaciones entrañables y duraderas. Los lazos familiares constituyen el convenio social más firme que existe entre un grupo de personas, el pacto más sólido de apoyo mutuo, de protección y de convivencia. Quienes se sienten genuinamente parte de una familia solidaria superan los retos que les plantea la vida mejor que quienes se sienten aislados sin una red de soporte emocional. Un entorno familiar entrañable y estimulante nutre muchos de los ingredientes del bienestar como la tranquilidad, la autoestima, las relaciones afectivas, la solidaridad y la sensación gratificante de pertenencia a un grupo. Con los años, cuando los hijos se hacen padres y los padres se hacen abuelos, los lazos intergeneracionales se alzan también como uno de los aspectos más gratificantes y protectores del bienestar.

Todas las relaciones requieren mantenimiento, necesitan ser afinadas periódicamente para responder a los cambios normales de la vida y resolver las vicisitudes que emergen a lo largo del trayecto vital. En las parejas, por ejemplo, los ajustes son indispensables para responder a vicisitudes como las exigencias de los hijos, los agobios laborales y económicos, los cambios inesperados o las enfermedades. Por ello, las buenas relaciones exigen flexibilidad, capacidad de adaptación y motivación para escuchar, comprender, perdonar y armonizar las necesidades de dependencia y autonomía. Las relaciones afectivas, ya sean con la pareja, los hijos o los amigos, a través de nuestra familia, de grupos afines o de acciones solidarias, son un ingrediente esencial de *estar bien*. Además, las personas que disfrutan genuinamente de sus relaciones protegen su bienestar.

Sin duda, en los momentos más inciertos, los lazos afectivos se convierten en salvavidas. Está ampliamente demostrado que en las adversidades las personas que se sienten parte de un grupo afectuoso y solidario muestran un nivel de satisfacción superior que quienes viven solas o emocionalmente desconectadas.

En momentos difíciles también se valoran los recuerdos de situaciones en las que compartimos con otras personas experiencias felices que se grabaron en nuestra memoria autobiográfica. Los buenos recuerdos son, a cualquier edad, una fuente de sentimientos positivos que alimentan la convicción de que la vida merece la pena. Con el permiso de mi admirada escritora Ángeles Caso, comparto sus palabras[22]:

> En este momento de mi vida, no quiero casi nada. Tan solo la ternura de mi amor y la gloriosa compañía de mis amigos. Unas cuantas carcajadas y unas palabras de cariño antes de irme a la cama. El recuerdo dulce de mis muertos… Por lo demás, podría comer patatas cocidas y dormir en el suelo mientras mi conciencia esté tranquila…

Veamos algunos ejemplos de *estar bien* que incluyen las relaciones:

✓ Estoy bien cuando fluyo con mi entorno familiar y me siento en armonía con la gente que amo, mis pequeñas en la cama y yo charlando con mi mujer, la seguridad de que mi gente está bien y no les falta salud ni comida ni ilusión.

---

[22] Ángeles Caso, «Lo que quiero ahora», *La Vanguardia,* 19 de enero de 2012.

✓ Ufff, nunca me había planteado la magnitud de las palabras *estar bien*. Creo que es ver la sonrisa en la cara de las personas en general, y de los míos en particular. Saber que aunque estén librando sus batallas, nada les ha borrado la sonrisa.

✓ Estar bien para mí es poder caminar todos los días y que los míos estén bien, tenerlos vivos y sanos, y tener la tranquilidad de poner un plato de comida en la mesa.

✓ Para mí es una sensación general de estabilidad física y emocional, pero no algo individual, sino que se amplía a la familia cercana e incluye el cariño, la salud, la estabilidad económica y el empleo.

✓ Estar en paz y con salud, tanto personalmente como respecto de las personas cuyo *estar bien* condiciona directamente a mi propio *estar bien*.

✓ Si los que quiero están bien, yo estoy bien y puedo afrontar la vida mejor.

✓ Para mí es que mi salud regular aún me dé espacio para hacer vida «normal», estar tranquilo, que haya miradas cómplices y sonrisas, ¡y las videollamadas con el hijo en el extranjero! Lejos, pero juntos. Somos afortunados.

✓ Estar bien es una sensación general de estabilidad, físicamente y emocionalmente, pero no algo individual, sino que se amplía a la familia.

✓ Estar bien es la estabilidad en mi entorno familiar y de amigos cercanos, es poder decir: nosotros estamos bien.

✓ Para mí es la tranquilidad, la mía y la de quienes quiero, incluidos varios animalitos.

✓ Es sentir que mi familia está sana y contenta. ¡Bendita rutina!

✓ Mantener las relaciones con mis padres y mis amigos, a pesar de que estén lejos, es la cosa que más impacto tiene en mi bienestar.

✓ Estar bien es poder hacer lo que más me gusta, y también poder hacer cosas que no me gustan con positividad, sabiendo que estoy dando y aportando a los demás.

✓ Para mí estar bien es hacer el bien e intentar siempre que los demás también puedan decir: estoy bien.

✓ Estar cerca de la gente que quiero y saber que sigo el camino que Dios quiere para mí.

✓ Estar bien es poder reunirme con mi familia todos los domingos y saber que, a pesar de las dificultades que cada uno pueda estar atravesando, siempre nos podremos apoyar los unos a los otros.

Ocupaciones gratificantes

Todos vivimos momentos felices cuando nos sentimos productivos y en nuestras ocupaciones logramos los objetivos que deseamos. Creo que somos muchos los que vemos en el trabajo no solo el medio que nos permite obtener los recursos para subsistir, sino un componente de nuestra vida que añade satisfacción a nuestro día a día y significado a nuestra identidad personal y social. La mejor tarea es aquella que nos estimula, nos plantea un desafío superable y utiliza al máximo nuestras aptitudes, sean físicas, intelectuales, creativas o sociales. Especialmente afortunados son quienes logran combinar su trabajo con su afición o vocación, se sienten absortos, inmersos, y no se dan cuenta del paso del tiempo.

Por cierto, cada vez es mayor el número de madres con hijos pequeños que trabajan dilatadas jornadas. Sus razones van más allá de las necesidades económicas o las exigencias de los jefes o las jefas. Trabajan largas horas porque, con franqueza, se sienten bien en el trabajo. Para ellas el empleo se ha convertido en un escape reconfortante de los agobios hogareños y una fuente de realización. «El trabajo me relaja», confiesan en voz baja, como si estuvieran desafiando la sentencia divina que, según el Génesis, condenó a la humanidad a conseguir el pan con fatiga y con sudor. Y lo que contribuye a su bienestar no es solo la tarea, sino también el ambiente y las relaciones en las que se desenvuelven. Está ampliamente demostrado que las madres que trabajan y están satisfechas representan modelos muy positivos para los hijos. Estimulan en los pequeños un mayor nivel de sociabilidad, un espíritu emprendedor, una autoestima saludable y una actitud más firme hacia la igualdad de los sexos.

Las ocupaciones forman un escenario donde muchos encuentran satisfacción día a día en el sentido amplio de la palabra; me refiero a labores gratificantes que nos plantean un desafío superable y que requieren poner a prueba nuestras aptitudes intelectuales, sociales o físicas. Aparte del trabajo, también debemos incluir las tareas educativas, creativas, artísticas, de entretenimiento o de voluntariado solidario.

El psicólogo de la Universidad de Chicago, Mihaly Csikszentmihalyi, acuñó el término «fluidez mental» para referirse al estado de conciencia placentero que producen en nosotros las actividades que nos absorben. En verdad, son legión los que prefieren agotarse a oxidarse.

A muchas personas les resulta profundamente gratificante representar con imágenes, sonidos, palabras o con sabrosos platos de cocina sus fantasías, pensamientos y emociones. Y es que la capacidad humana de expresar a través del arte lo tangible y lo invisible es tan natural y maravillosa como placentera. Son muchos los que encuentran su voz en el arte y descubren gozosos sus mejores cualidades. El poder de esa magia natural que es la creatividad obra efectos positivos asombrosos, tanto para los creadores como para los receptores de sus obras. En las décadas que llevo ejerciendo en el mundo de la medicina y la psiquiatría, apenas ha pasado un día en que no me maraville de la habilidad de las personas para sentirse felices a través del proceso creativo.

La práctica de la espiritualidad es otra fuente de dicha para muchos, al experimentar sentimientos gratificantes y serenos de conexión emocional con «algo» intangible especial dentro o fuera de ellos. Este «algo» puede pertenecer al reino de lo divino o a la esfera de lo humano. También puede ser el resultado de una sintonización especial con valores como el amor o la libertad, con la belleza que nos rodea o con aspectos majestuosos de la naturaleza como la puesta de sol o la brisa del mar.

Las creencias religiosas también pueden ser una fuente de sentimientos placenteros para las personas creyentes, sobre todo si su concepto de Dios es el de un ser bondadoso, comprensivo y protector que ofrece aceptación incondicional. Al margen de lo divino, cada día hay más gente que dice sentirse unida a algo «superior» que refuerza y expande su mundo interior y su sensibilidad. Yo tiendo a pensar que el ingrediente más codiciado y atractivo de la espiritualidad es la esperanza, pues, al fin y al cabo, todos necesitamos sentir ilusión.

Una forma de espiritualidad popular en el mundo occidental es la meditación. Millones de personas aseguran sentirse bien conectándose a sus voces internas mediante ejercicios de concentración del pensamiento que las aíslan del entorno. Cada día se practican más las técnicas de relajación que ayudan a experimentar estados de ánimo placenteros, a abstraernos, a concentrarnos serenamente en sentimientos positivos de amor a la humanidad, de gratitud por las cosas que poseemos o por las personas que apreciamos, y a perdonarnos y perdonar.

En el terreno del ejercicio físico, como ya vimos al describir el funcionamiento saludable del cuerpo como ingrediente del bienestar, las actividades regulares que fomentan la conexión cuerpo-mente son fuentes muy ricas de gratificación. Pero esto no es todo, la actividad física a cualquier edad nos ayuda a resistir mejor el estrés y nos protege de la ansiedad. Siempre que trato sobre el bienestar pienso en la receta que la pionera escritora y filósofa parisina Simone de Beauvoir prescribía para mantenernos contentos con nosotros mismos:

Fijaos metas diversas que den significado a vuestra existencia; esto es, dedicaos a personas, grupos o causas. Sumergíos en el trabajo social, político, intelectual o artístico. Desead pasiones lo suficientemente intensas que os impidan cerraros en vosotros mismos. Apreciad a los demás a través del amor, de la amistad; y vivid una vida activa de proyectos con significado[23].

Incluyo aquí algunos de los significados de *estar bien* que he recibido con respecto a las ocupaciones gratificantes:

✓ Yo estoy bien cuando lo estoy en mi entorno de trabajo; la certidumbre de lo que ocurre y controlar las situaciones importantes, cumplir con mi obligación o lo que se espera de mí, me calma.

✓ Estar bien es una mezcla de que lo que has conseguido y la confianza en lo que conseguirás en el futuro.

✓ Para mí es tener un buen trabajo y autonomía física y financiera para no depender de nadie ni de nada y poder andar sin bastón.

✓ Crear, cultivar la autoestima y compartir tiempo con tus seres queridos, estar en paz y dormir bien.

✓ Para mí estar bien es cuando mi optimismo y ganas de vivir superan por mucho las circunstancias desfavorables que me rodean.

---

[23] Simone de Beauvoir, *La vejez,* Edhasa, 1989.

✓ Tener un buen trabajo, salud, techo, ropa, comida y gente que me quiera.

✓ Estoy bien cuando mi estado mental está en calma, sin miedo y sin noticias malas del trabajo, de mi familia o de amigos que repercutan en mi ánimo.

✓ Estar bien es sentir que lo que haces está alineado con tus metas y objetivos.

✓ Tener todo bajo control según lo previsto, desarrollo de carrera profesional, trabajo, evolución académica de los hijos, economía doméstica…

✓ Estoy bien cuando mis actividades, sentimientos y emociones me hacen crecer, cuando mi situación económica no altera el resto de mi vida y cuando mi entorno social y cultural me enriquece.

✓ Estoy bien porque tengo trabajo, porque físicamente a mi edad puedo hacer algunos esfuerzos todavía y porque me siento querida.

✓ Además de disponer de recursos económicos, estar ilusionada con nuevos proyectos e iniciativas y saber convivir con los problemas propios y los de las personas a las que amo.

✓ Para mí es muy importante sentirme útil para la sociedad. Servir a quienes lo necesitan, y que mis manos, mi mente y mi cuerpo sean instrumentos para ayudar al resto. Eso es estar bien.

✓ Para mí estar bien es tenerlo todo bajo control, que no se me escape nada de las manos.

✓ Estoy bien cuando siento que, a pesar de que hay cosas que no puedo controlar, aquellas que están en mi mano he sabido conseguirlas sin salirme del camino marcado por mis valores.

Gratitud y solidaridad

La gratitud, pese a haber sido considerada esencial para la buena convivencia, ha sido poco estudiada por las ciencias del bienestar. Sin embargo, cada día se acumula más evidencia que demuestra que la gratitud juega un papel muy importante en nuestra satisfacción con la vida cotidiana. En general, se entiende que la gratitud es una emoción que sentimos y expresamos cuando recibimos ayuda que consideramos valiosa y altruista.

Las personas agradecidas tienden a experimentar emociones positivas y a funcionar socialmente con calidez y alegría. Sobre esta base, se ha conceptualizado la gratitud como un sentimiento positivo de reconocimiento por las acciones generosas de otras personas. La gratitud también facilita las relaciones al reconocer y recompensar a las personas por sus gestos generosos. Expresar gratitud repercute positivamente en el estado de ánimo y la satisfacción con la vida de la persona agradecida. De ahí que hacer listas de situaciones en las que nos hemos sentido agradecidos, incluyendo expresiones de agradecimiento a los benefactores, sea un método eficaz a la hora de compensar los momentos de bajo estado de ánimo.

Sin embargo, el concepto de gratitud a menudo va más allá de las circunstancias de la vida en las que nos ayudamos unos a otros y también lo sentimos hacia nosotros mismos o hacia fuerzas intangibles fuera de nuestro control que contribuyen al bienestar. Por ejemplo, damos gracias por eventos como «despertarme por la mañana», «hoy no me duele nada» o «por fin ha salido el sol». La gratitud, pues, implica, además de un reconocimiento por la ayuda ajena, la apreciación de las propias habilidades, del ambiente social que hizo posible un buen trabajo o incluso del buen clima en un momento propicio. En estos casos la gratitud es consecuencia de la predisposición de la persona a notar y apreciar lo positivo en el mundo.

Y no olvidemos el agradecimiento a la buena suerte. La suerte es una compañera inseparable de nuestro día a día. Su presencia en los asuntos diarios es tan abundante porque se nutre de nuestra incapacidad de prever o controlar lo que va a pasar. Me figuro que esta es la razón por la que la diosa Fortuna, hija primogénita de Júpiter, representada con un cuerno de la abundancia o un timón —símbolos de la prosperidad y del destino—, haya sido la deidad más adorada de todos los tiempos. Fortuna es el nombre que muchos dan al destino; una vez que echan los dados, el elemento fortuna que guía su caída se borra y leen el destino en el resultado. Nuestro viaje por la vida se configura de innumerables sucesos fortuitos que a menudo contribuyen a la «sal de la vida». Pero al final tenemos que aceptar que la suerte, buena y mala, es una de las leyes de vida. Y aunque sea atractiva por su aparente democracia, da la impresión de que la buena suerte prefiere a los más dichosos, quizá porque son los que le expresan más abiertamente su agradecimiento. De ahí que la gratitud a la buena suerte sea una pieza tan frecuente de *estar bien*.

Sin duda, la gratitud posee un valor adaptativo al estimular la tendencia a cooperar con los demás y fomentar así la amistad y el altruismo recíproco. En este sentido, es una característica de la capacidad de adaptación, pues nos ayuda a desarrollar y mantener relaciones sociales positivas. Y es que la gratitud a menudo va de la mano de la solidaridad o de la tendencia generosa a apoyar y socorrer a los demás, en especial en situaciones comprometidas o difíciles.

Precisamente, una actividad que va en aumento en el mundo occidental, cuyo efecto beneficioso en el bienestar subjetivo ha sido demostrado, es el voluntariado. Esta tendencia es una buena noticia, porque las tareas que canalizan la solidaridad y la generosidad hacia los demás, aparte de su valor como mecanismo natural de supervivencia de la humanidad y de la ayuda que aportan a sus receptores, son muy saludables para quienes las ejecutan. Las personas que practican actividades de voluntariado, aunque solo sea una hora a la semana, sufren menos ansiedad, duermen mejor, superan con mayor tino las circunstancias adversas de su vida cotidiana y tienen mejor autoestima que quienes no las practican. Según este creciente ejército de voluntarios, lo más gratificante de su actividad altruista es el sentimiento de compartir sus recursos emocionales y físicos y de conectarse con otras personas. Además, «voluntariar» les ofrece la oportunidad de diversificar sus fuentes de satisfacción con la vida.

Cuando preguntamos a quienes practican actividades solidarias qué es lo que disfrutan de sus tareas filantrópicas, responden que el placer de sentirse útiles y dedicar sus recursos físicos, intelectuales y emocionales a ayudar a los demás. Añaden que sus labores humanitarias son también un medio para gozar de relaciones entrañables, lo que estimula en ellos la alegría y constituye un antídoto contra muchos malestares. En concreto, un beneficio muy frecuente de las ocupaciones altruistas voluntarias es que nutren nuestra satisfacción con la vida en general y, a menudo, amortiguan el golpe de una crisis personal, familiar o laboral. Y no pocos incluso afirman que en la práctica del voluntariado han vivido momentos altamente gratificantes.

No hay duda de que cada día más personas captan los beneficios de la solidaridad para su satisfacción con la vida cotidiana y reconocen que la predisposición a auxiliar a sus semejantes es una fuente importante de bienestar. Esto explica el que tanta gente cumpla con esa ley natural que prescribe que una manera segura de conseguir la dicha propia es, sencillamente, proporcionársela a los demás. En definitiva, la gratitud y la solidaridad son ingredientes frecuentes y constructivos de *estar bien*. Veamos algunos ejemplos:

✓ Estar bien para mí es aceptar y fluir, agradecer y crear, amar, vivir y compartir… Soñar, tararear, sonreír, tocar, sentir. ¡Qué bien se está cuando se está bien!

✓ Interpreto la vida como un regalo y una oportunidad.

✓ Este año y pico de pandemia me ha enseñado a rebajar mis expectativas… Y a diferenciar las cosas importantes de la importancia de las cosas… Ahora estoy bien, dentro de mis limitaciones, porque sé que soy muy afortunada.

✓ Aceptar las cosas que nos ocurren, agradeciendo todo lo bueno y aprendiendo de los errores para mejorar.

✓ Valorar día a día lo que tienes y la suerte que sientes.

✓ Para mí estar bien es levantarme y saber que los que amo están bien, sentir cada día que la vida y yo somos buenos conmigo, ver lo hermoso que me rodea, darle gracias a Dios por todo y ¡sonreír!

✓ Estoy bien en particular en esos momentos en los que soy consciente de que tengo tanto en la vida por lo que estar agradecido.

✓ Cuando veo a alguien menos afortunado que yo y me doy cuenta de lo afortunado que soy y debo vivir cada día al máximo.

✓ Cuando disfruto de cosas básicas en la vida, como comida, ropa y refugio y la ayuda de otros.

✓ Pensar en sufrir me recuerda a escuchar el viento, detenerme y oler las rosas, entonces me siento bien.

✓ Estar bien es ser consciente de tus virtudes, de las personas que te rodean y te quieren, de la posición privilegiada que ocupas en este mundo y ser capaz de valorarlo debidamente.

✓ Para mí estar bien quiere decir sentir que tengo ánimo, que siento paz interior y agradecimiento.

✓ Estar bien es agradecer que no haya nada lo suficientemente malo como para perturbar mi estabilidad.

✓ Me siento afortunado de pasar tiempo con mi familia y la gente que me quiere y de poder desarrollarme como persona, gracias a tener un entorno generoso y estable.

✓ El otro día volvía a casa del trabajo y vi a un señor mayor en una silla de ruedas tratando con dificultad de cruzar la avenida. Instintivamente lo ayudé a cruzar. ¡Me sentí feliz durante tres días!

Como hemos visto, los ingredientes del bienestar *aquí y ahora* son múltiples y comprenden una amplia gama de sensaciones, emociones, percepciones y circunstancias gratificantes que configuran nuestro mundo físico, psicológico y social en el presente. Recordemos la letra de la popular canción *Salud, dinero y amor* de los años sesenta, interpretada por el conjunto musical Cristina y los Stop que decía «Tres cosas hay en la vida: salud, dinero y amor. El que tenga esas tres cosas que le dé gracias a Dios. Pues con ellas uno vive libre de preocupación... El que tenga un amor, que lo cuide, que lo cuide. La salud y la platita, que no la tire, que no la tire»[24].

En la práctica, la importancia específica de cada ingrediente de *estar bien* varía dependiendo de la persona y sus circunstancias en el momento de valorar su propio bienestar. De hecho, hasta el equipaje genético que traemos al mundo influye. Por ejemplo, los gemelos genéticamente idénticos, incluso si son adoptados por padres diferentes al nacer y crecen en ambientes distintos, se parecen más en sus niveles de bienestar que los hermanos que crecen

---

[24] Compuesta por el pianista argentino Rodolfo Aníbal Sciammarella (1943).

en el mismo entorno familiar. La personalidad o manera de ser también influye en nuestro bienestar subjetivo. Rasgos como la extroversión y la perspectiva optimista facilitan los momentos gratificantes, mientras que los temperamentos ansiosos o hipocondriacos fomentan los temores.

Entre los componentes del bienestar destacan la salud, el equilibrio interno del cuerpo, la tranquilidad, las prácticas placenteras, las actividades estimulantes, las ocupaciones en las que nos consideramos competentes y las experiencias por las que nos sentimos agradecidos y solidarios. Las relaciones familiares y sociales gratificantes y estables también se asocian con frecuencia con la satisfacción en la vida cotidiana. Las condiciones económicas influyen en particular cuando se traducen en seguridad y satisfacción de las necesidades importantes. Igualmente, las fuerzas del entorno social y cultural que acortan o alargan la distancia entre las aspiraciones y las oportunidades van a mediar en nuestro bienestar, como también influyen los factores ambientales, la estabilidad del clima y, no descuidemos, ¡la buena suerte!

Gracias a los cambios en los papeles femenino y masculino experimentados en décadas recientes, algunas de las diferencias de prioridades entre los sexos basadas en costumbres culturales están desapareciendo. Muchas de las expectativas y normas que hasta hace poco se consideraban típicas de un solo género han perdido su patente y hoy son compartidas por ambos. La verdad es que en la actualidad no resulta nada fácil separar los factores personales y sociales que intervienen en el bienestar de mujeres y hombres. Con todo, no cabe duda de que en el escenario estadístico de la esperanza de vida en este planeta, las mujeres siguen ganando a los hombres.

En cuanto a la edad, mientras jóvenes y adultos consideran importantes el autoconocimiento, la competencia profesional o laboral, la práctica de actividades placenteras, la creación y el mantenimiento de relaciones afectivas y sociales satisfactorias, las personas mayores enfatizan el afrontamiento positivo de los cambios vitales, la salud, las relaciones familiares y la estabilidad.

El bienestar subjetivo es beneficioso para la salud y la longevidad. Las personas con un alto nivel de bienestar subjetivo tienden a practicar comportamientos sanos como hacer ejercicio, no fumar y beber menos alcohol. Por ejemplo, estudios en jóvenes muestran una relación recíproca entre bienestar subjetivo y alimentación saludable. Por eso es posible fomentar la elección de alimentos saludables en los jóvenes mejorando su bienestar y viceversa. En general, las personas que disfrutan de bienestar tienen más probabilidades de establecer y mantener relaciones afectivas y de ser percibidas positivamente por los demás. En el trabajo, los empleados que experimentan sentimientos positivos y se sienten satisfechos tienen un rendimiento más alto que sus colegas descontentos. Otra ventaja de las personas satisfechas o contentas es que tienden a recuperarse más rápidamente de las adversidades y situaciones estresantes.

En definitiva, el bienestar subjetivo es un reflejo de la satisfacción con la vida en general y es algo que debemos proteger. Para lograrlo es importante ser conscientes no solo de sus ingredientes sino también de los venenos que pueden socavarlo. A continuación, describiré los más frecuentes y nefastos.

5
POR QUÉ NO ESTAMOS BIEN

Todos experimentamos contratiempos momentáneos, desde esa inoportuna avería en el televisor que nos impide ver nuestro programa favorito hasta la paella que se nos pasa o el guisado que se nos quema, precisamente, el día que tenemos invitados en casa, pasando por enfados familiares sin excesiva importancia. Ciertas alteraciones de nuestro bienestar subjetivo son imprevistas, nos pillan por sorpresa, como un accidente; otras son el resultado de cambios progresivos, como problemas relacionados con el envejecimiento natural. Pero tampoco faltan las adversidades que traen consigo consecuencias duraderas como la jubilación involuntaria, las enfermedades crónicas, las rupturas irreparables de relaciones o la muerte de seres queridos. Veamos las causas más frecuentes de trastornos de nuestro bienestar en los tiempos que vivimos.

Incertidumbre

La simple sospecha de que podemos ser víctimas de males incontrolables o de causa desconocida alimenta en nosotros los sentimientos de incertidumbre y vulnerabilidad. Precisamente el temor a las agresiones inesperadas sin motivo aparente, a manos de un extraño, encabeza la lista de las peores pesadillas porque son sucesos que minan la confianza y rompen los esquemas más elementales de la seguridad y la coexistencia. Aunque sabemos que ciertos genes o estilos de vida marcan la predisposición a enfermedades como la diabetes, algunos cánceres y dolencias cardiacas, resulta muy inquietante cuando parece que a nuestro alrededor estas dolencias eligen a sus víctimas al azar, sin orden ni concierto. Lo mismo ocurre con la caprichosa naturaleza cuando organiza grandes desastres y se convierte sin avisar en una amenaza a nuestra supervivencia.

La incertidumbre a menudo nos atemoriza más que conocer las altas probabilidades de situaciones peligrosas concretas. La inseguridad nos estresa tanto porque contradice la idea de que controlamos razonablemente nuestro programa de vida. Como vimos al explicar el daño que ha causado la pandemia a nuestro sentido de futuro, pensar que dirigimos el día a día y el rumbo en este mundo, aunque tenga una dosis de fantasía, es un componente esencial de nuestra seguridad y, en definitiva, del bienestar. Además, la conciencia de que podemos planificar la vida está ligada a nuestro sentido de futuro.

Si nos escuchamos o escuchamos a los demás, comprobaremos enseguida que continuamente estamos pensando en lo que vamos a hacer más tarde, mañana, en unos meses o en varios años. Planificamos el futuro, nos ilusionamos con proyectos por venir o con las vacaciones del próximo verano, y ahorramos durante años para conseguir nuestros sueños o deseos. Por eso, cuanto más incapaces nos sentimos de planificar el mañana, más espacio dejamos abierto para que el estrés y la ansiedad conmuevan el cimiento vital de la seguridad y la confianza.

Cuando nos invade la incertidumbre y perdemos el sentido de futuro, el sistema nervioso central nos pone en estado de alerta. El inconveniente de la vigilancia continua es que nos impide relajarnos, interfiere con la capacidad de relacionarnos, de funcionar en el trabajo u ocupaciones y de disfrutar en el tiempo de ocio. Además, nos predispone a sufrir dolencias físicas y emocionales como problemas digestivos, hipertensión, ansiedad, insomnio, tristeza, aislamiento social, y tendencia a recurrir a medicamentos tranquilizantes sin supervisión médica o a buscar alivio en el alcohol o en las drogas. Planificar razonablemente nuestro programa de vida es un ingrediente fundamental de nuestra tranquilidad, del equilibrio mental. Precisamente, cuanto más incierto nos parece el porvenir o el de nuestros seres queridos, más vulnerables nos sentimos y menos confiamos en nosotros mismos y en el mundo que nos rodea.

La mezcla de incertidumbre y vulnerabilidad es una amarga píldora que todos tragamos en algún momento.

En circunstancias inciertas es muy importante buscar información en fuentes de confianza sobre los hechos. Y es que la información fiable y manejable, que separa los sucesos reales de las especulaciones, es el mejor remedio, pues nos ayuda a mantener la conciencia de que controlamos nuestras decisiones, algo esencial para el equilibrio emocional. Enterarnos de lo que verdaderamente está pasando nos ayuda a sentirnos más seguros, ya que los temores imaginarios son causa de angustia. Cuanto mejor informados estemos, menos susceptibles seremos a las especulaciones o a los rumores catastrofistas que suelen proliferar sobre todo en momentos de incertidumbre.

Estrés

El término estrés se empezó a usar hace casi un siglo en el campo de la física para definir el impacto que ejerce una fuerza exterior sobre un objeto. Hoy en día se ha convertido en una palabra universal y consiste en la respuesta física y psíquica a las exigencias y amenazas que percibimos de nuestro cuerpo o del entorno. En general, decimos que estamos estresados para definir la tensión emocional que sentimos o el sofoco y el cansancio que a veces provocan en nosotros las presiones y los agobios de la vida diaria. Por su alta aceptación social, el estrés nos ofrece una forma digna de justificar nuestras emociones de irritabilidad o crispación. Además, la gente tiende a mirar con respeto a quienes confiesan sentirse estresados. Se las considera personas luchadoras que soportan las fatigas del día a día.

El estrés está regulado por lo que llamamos en medicina eje hipotalámico-hipofisario-suprarrenal, que conecta el hipotálamo o la parte del cerebro que regula las emociones y otras funciones básicas como el dolor y el hambre con la glándula hipófisis, situada en la base del cráneo, que produce las hormonas que estimulan a las glándulas suprarrenales a segregar adrenalina, cortisol y demás hormonas que nos mantienen alerta y nos impulsan a reaccionar ante situaciones de peligro. En realidad, si el grado de estrés es benigno o de poca intensidad, puede ser estimulante, pues nos mantiene alerta y nos vigoriza al activar la producción de hormonas relacionadas con experiencias excitantes.

Ahora bien, los efectos perniciosos del estrés excesivo se deben a que altera los sistemas nervioso, cardiovascular, inmunológico y digestivo, además de perturbar la actividad de las sustancias importantes —como el cortisol, la serotonina y la dopamina— que se encargan de modular nuestra energía y estado de ánimo, así como del control de la temperatura y el apetito. El estrés crónico también altera el reloj biológico interno —del que ya hablamos al explicar la importancia de la tranquilidad en nuestro bienestar— y como consecuencia nos causa inquietud, trastorna el sueño y el apetito, y a largo plazo aumenta el riesgo de sufrir trastornos metabólicos como la diabetes tipo 2, obesidad y enfermedades neurodegenerativas.

El estrés prolongado interfiere con las relaciones y el trabajo, favorece el consumo de alcohol, drogas y medicamentos tranquilizantes o estimulantes. Las consecuencias dañinas del estrés excesivo para el bienestar se han convertido en focos de investigaciones importantes. Una conclusión es que el estrés patológico puede llegar a ser más perjudicial que las mismas circunstancias que lo provocan. Por ejemplo, más bomberos mueren de ataques de corazón y de hemorragias cerebrales producidos por estrés en las horas posteriores a los siniestros que de quemaduras o accidentes como consecuencia de los mismos.

En 1980 se formuló oficialmente el llamado trastorno por estrés postraumático, en reconocimiento de las alteraciones emocionales que se producen en personas que han estado expuestas a un suceso traumático y experimentan estrés muy intenso. Esta condición patológica se incluye dentro de los trastornos de ansiedad, el síntoma predominante, e implica la alteración del funcionamiento del eje hipotalámico-hipofisario-suprarrenal que ya he descrito. Los síntomas característicos se desencadenan a partir de experiencias traumáticas concretas. Entre ellos destacan la intromisión en la mente de escenas estremecedoras del suceso vivido, sensaciones corporales recurrentes de pánico, taquicardia, estados continuos de alerta o hipervigilancia, dificultad para conciliar el sueño, aislamiento social y conductas perjudiciales dirigidas a evitar los recuerdos de lo sucedido.

Si bien el estrés incontrolado o postraumático empapa de pesimismo la percepción de la realidad, robándonos así el bienestar, no debemos olvidar que, afortunadamente, hoy existen tratamientos médicos y psicológicos muy efectivos para aliviarlo.

Miedo, ansiedad y pánico

Desde la infancia, la sensación de miedo provocado por un peligro o amenaza de daño real o imaginario, a menudo nos ayuda a madurar psicológicamente. Por ejemplo, nuestros esfuerzos por entender y superar las situaciones que nos intimidan, como explorar lugares desconocidos, relacionarnos con personas extrañas o enfrentarnos a nuevos retos, con frecuencia nos ayudan a conocernos mejor, a liberarnos de fantasmas que nos limitan y a desarrollar nuestros potenciales. Igualmente, los temores a las enfermedades, a los accidentes o a las fuerzas de la naturaleza influencian nuestros comportamientos, nos motivan a prepararnos y a protegernos.

Ciertamente, el miedo normal es un reflejo indispensable para la supervivencia, pues nos avisa de los peligros, lo que nos permite tomar medidas para ampararnos. Sin embargo, el miedo a amenazas intangibles como el que nos ha afligido a causa de la pandemia del coronavirus o de noticias de guerras en países cercanos, en especial cuando las medidas de protección son inconsistentes y confusas, no es un reflejo protector ante una amenaza concreta ni nos sirve de escenario para aprender. Por el contrario, fomenta en nosotros un estado de angustia que nos paraliza, limita el horizonte de nuestras opciones y mina la capacidad de pensar con claridad y de tomar decisiones. Y es que, en la mente humana, el temor a ser objeto de una agresión inesperada a manos de un ente intangible posee un ingrediente terrorífico especial.

La conciencia de vulnerabilidad ante amenazas hipotéticas alimenta el miedo a lo desconocido. Este miedo no se limita a lo que nos pueda ocurrir a nosotros, sino que también tememos por nuestros familiares y amigos, por la comunidad en general. El miedo al que me refiero no tiene nada que ver con la reacción de temor que sentimos ante un riesgo específico. Por eso, cuando el estado de inquietud y agitación que nos invade no es consecuencia de un peligro concreto, hablamos de ansiedad.

La ansiedad constituye una barrera frecuente para nuestro bienestar. Todos conocemos personas que viven continuamente en un estado de aprensión y de zozobra que no corresponde a una amenaza real. Hay quienes transforman la ansiedad en fobias o en ataques de pánico; otros experimentan trastornos obsesivo-compulsivos que aprisionan sus mentes con ideas o impulsos incontrolables. Las personas de temperamento hipocondriaco concentran su ansiedad en la salud y viven convencidas de que la menor indisposición, como un resfriado o un leve mareo, es la avanzadilla indiscutible de una enfermedad grave.

La ansiedad en todas sus formas daña nuestra aptitud para evaluar racionalmente la realidad e interfiere en las relaciones con los demás, las ocupaciones y la capacidad para disfrutar en general. Sin duda, el estado de alarma nos transforma en personajes asustadizos y suspicaces, consume nuestra confianza y nos encierra en un mundo amenazador y opresivo. En definitiva, nos roba la satisfacción con la vida.

Antes de emitir el diagnóstico de ansiedad es importante descartar ciertos trastornos físicos que pueden manifestarse con síntomas parecidos, como, por ejemplo, los problemas de la glándula tiroides, la hipoglucemia o la disminución rápida de la glucosa en la sangre, el vértigo debido a daños del nervio vestibular en el oído o las arritmias del corazón.

En ciertas circunstancias extremas de terror, el miedo o la ansiedad se descontrolan y se convierten en pánico. El pánico es una emoción intensa y abrumadora de espanto ante una amenaza real o imaginaria que altera nuestras funciones vitales, perturba el juicio y nos incapacita física y mentalmente para percibir y responder con eficacia a las situaciones de riesgo, y pone en peligro, incluso, la propia vida. Entre los síntomas frecuentes de pánico están las palpitaciones, la dificultad para respirar, la sudoración intensa, las náuseas y el terror.

En situaciones peligrosas el pánico puede ser fatal, pues inhabilita las funciones ejecutivas como la capacidad para discurrir y analizar la situación, anula nuestra aptitud para responder de manera adecuada y protegernos, y empapa de catastrofismo la percepción de la realidad. El estado de pánico prolongado debilita la resistencia y la capacidad para tomar decisiones. En los desastres colectivos, el pánico es dañino no solo para quien lo sufre, sino también para quienes le acompañan, ya que es altamente contagioso.

Tristeza normal y depresión

A lo largo de la vida nadie se libra de sufrir experiencias dolorosas que socavan el bienestar. Por ejemplo, es normal sentirnos tristes, apesadumbrados y hundidos cuando perdemos a un ser querido, rompemos una relación importante, nos sentimos fracasados a causa de nuestros errores o incapaces de alcanzar metas que consideramos importantes. Una característica de la tristeza normal es que se alivia cuando la situación que la causa desaparece o la persona se adapta y la supera. Este es el caso de la muerte de un ser querido, que, pese a provocar una profunda melancolía, por lo general, los sentimientos de duelo se desvanecen con el paso del tiempo. También hay que tener en cuenta que a veces el decaimiento emocional es consecuencia de una dolencia física, como la anemia o el hipotiroidismo. La expresión de tristeza a menudo se convierte en una especie de grito de socorro que atrae la compasión, la empatía y la solidaridad de los demás.

Distinguir el sentimiento normal de tristeza de la depresión que requiere tratamiento especializado es muy importante. La tristeza tiene tres características: es un estado emocional coherente con una circunstancia dolorosa específica, su intensidad es proporcional a la magnitud del suceso que la provoca y remite cuando cesa el motivo, la persona se adapta o supera gradualmente la situación. Patologizar la tristeza puede ser perjudicial, pues la sitúa en un contexto de enfermedad y niega su verdadero significado como una respuesta emocional apropiada.

Para llegar al diagnóstico de depresión se requiere un cambio perceptible en el talante de la persona y la presencia evidente de síntomas de trastornos físicos y mentales durante un mínimo de dos semanas. La depresión altera la forma de pensar y de percibir nuestro entorno; perdemos la capacidad de analizar y razonamos solo con una visión negativa distorsionada de la realidad. Continuamente utilizamos argumentos para convencernos —y convencer a quienes nos escuchan— de que cualquier intento de mejora es inútil y está destinado al fracaso. El profundo e infundado sentimiento de culpa hace que mantengamos opiniones tan rígidas como desfavorables de nosotros mismos. Nos sentimos indignos de afecto, nos juzgamos culpables de cualquier desgracia, real o imaginaria, y llegamos incluso a considerarnos merecedores de nuestra penosa situación.

La depresión obstaculiza de manera seria la comunicación y las relaciones con otras personas. Incapaces de disfrutar de la compañía de los seres queridos, nos aislamos y los demás reaccionan distanciándose. La perspectiva de uno mismo, del mundo y del futuro se ensombrece hasta el punto de no verle ningún sentido a la vida. En definitiva, desaparecen las ganas de vivir. El suicidio es la secuela más amarga de la depresión.

La depresión nos afecta también físicamente. Ejemplos de síntomas frecuentes incluyen la falta de energía que necesitamos para llevar a cabo las tareas cotidianas, como alimentarnos o asearnos; perdemos el apetito, el interés por placeres, incluido el sexo, experimentamos trastornos del sueño y sufrimos dolores generalizados sin causa aparente. La depresión es independiente de la edad de la persona. Criaturas de siete y ocho años ya pueden ser atormentadas por este mal. En los pequeños la depresión se expresa sobre todo a través del comportamiento. Por ejemplo, dejan de jugar, tienen dificultad para concentrarse y presentan problemas de conducta.

Incluso cuando la autodestrucción no forma parte del curso de la depresión, las personas crónicamente deprimidas suelen sufrir alteraciones del funcionamiento de los sistemas nervioso y hormonal. Está demostrado que las personas deprimidas se alimentan peor, se cuidan menos, sufren más accidentes que la población en general y mueren antes, incluso cuando se excluyen las muertes por suicidio.

Por fortuna, cada día aumenta la aceptación de esta dolencia como una enfermedad más, por lo que los afectados tienden a buscar ayuda profesional más abiertamente que antes. Hoy disponemos de tratamientos muy eficaces contra la depresión. La combinación de fármacos antidepresivos y psicoterapia es muy eficaz. No obstante, el tratamiento debe ajustarse a la persona. Estos son datos reconfortantes, pues la mejor forma de defendernos del trastorno depresivo es detectarlo lo antes posible y tomar inmediatamente medidas curativas.

Indefensión

Uno de los peores venenos del bienestar es el sentimiento de indefensión. Las personas que se sienten sin defensas ante los reveses y piensan que hagan lo que hagan nada cambiará, con el tiempo se hacen proclives a adoptar una disposición apática y derrotista, a tirar la toalla. La conciencia prolongada de impotencia y desamparo es nefasta porque consume la iniciativa, socava la autoestima y agota la esperanza.

Si pensamos ante los problemas que la solución está en nuestras manos y que nuestras decisiones cuentan, tendemos a luchar con más fuerza contra los males que nos afligen que cuando creemos que la solución no depende de nosotros o «nada que yo haga importa». Está comprobado que las personas que disfrutan de un razonable sentido de control y confianza sobre sus circunstancias, aunque esto sea en gran medida fantasía, se enfrentan más decidida y eficazmente a los problemas que quienes piensan que sus decisiones no cuentan. Si confiamos en nuestras capacidades ejecutivas, tendemos a luchar para transformar los anhelos en desafíos y a confiar en la capacidad para superar las barreras que se interponen en nuestro camino.

La indefensión a menudo es una respuesta aprendida, pues cuando nos exponemos de forma continuada a experiencias estresantes de las que intentamos escapar sin lograrlo y nos sentimos impotentes, la sensación de fracaso se graba en la memoria. Como consecuencia, si nos enfrentamos en el futuro a adversidades similares, llega un momento en el que la memoria nos recuerda las decepciones pasadas, lo que nos impulsa a responder con desinterés, derrotismo o el típico «para qué intentarlo».

Las personas que se han sentido impotentes ante situaciones penosas, porque pensaban que hicieran lo que hiciesen nada cambiaría, tienden a adoptar una disposición desesperanzada ante los nuevos reveses y rendirse. Esas experiencias traumáticas del ayer suelen ocurrir en ámbitos en los que no les era posible escapar, bien por las barreras físicas, bien por motivos psicológicos, económicos o sociales. Por ejemplo, los ambientes familiares, escolares o laborales donde imperan la inseguridad, los abusos, el miedo y la impotencia son caldo de cultivo de adultos que se juzgan incapacitados para superar los avatares normales de la vida.

El sentimiento de indefensión también afecta a personas abrumadas por peligros imaginarios y se manifiesta en forma de aversión exagerada o fobia a animales, objetos o situaciones. Estas personas asumen que la superación de sus temores es imposible, por lo que se dan por vencidas.

El estancamiento en la indefensión se nutre de fantasías pesimistas y desesperanza. El motivo de su pesimismo radica en el convencimiento de que carecen de recursos para defenderse, por lo que todo intento es inútil. Sin tratamiento, la indefensión recalcitrante y los sentimientos de impotencia y desamparo convierten a los afectados en seres aprensivos e inseguros.

Es evidente que cuanto más incapaces nos sentimos de superar los achaques del cuerpo, las perturbaciones de la mente y las embestidas del entorno, más espacio dejamos abierto para que la impotencia y el desánimo conmocionen los cimientos de nuestra seguridad. Con todo, la intensidad del impacto no es la misma en todos nosotros. El grado de indefensión que infecta gravemente el optimismo en unos provoca daños pasajeros en otros. Un hecho que nadie cuestiona es que los seres humanos nacemos con la capacidad de producir los antídotos naturales de la indefensión: la esperanza y la confianza en nuestras funciones ejecutivas que, normalmente, desarrollamos durante la infancia y la adolescencia. De ahí la importancia de prevenir o eliminar las experiencias traumáticas tempranas que interfieren con la formación de estos atributos naturales.

Dolor y enfermedad

El dolor físico es la sensación molesta y aflictiva natural de daño en alguna parte del cuerpo. El dolor es incompatible con el bienestar. De hecho, es la queja más frecuente desde que nacemos hasta que morimos. La función natural del dolor es servir de alarma, avisarnos y hacernos conscientes de las lesiones que nos causan ciertos elementos del entorno, así como de las averías de los órganos del cuerpo, por lo que a menudo nos ayuda a mantenernos vivos. Desde que nacemos, el dolor nos impulsa a protegernos y socorrernos, así como a atender los trastornos de los órganos internos del cuerpo y buscar alivio o ayuda. Sin embargo, es un aliado traicionero. Nos avisa de daños y peligros, pero también puede arruinarnos la vida.

El sentido del dolor comienza en cualquiera de los miles de sensores llamados nocirreceptores —de *nocere,* que en latín significa «hacer daño»— repartidos por nuestro cuerpo. Una vez que se estimulan estos receptores, primero reaccionamos físicamente, pues la señal de alarma se transmite de manera instantánea a las neuronas motoras localizadas en la médula espinal, encargadas de avisar a los músculos de la zona dañada, lo que nos hace reaccionar con reflejos de protección, como retirar la mano al tocar algo muy caliente o inmovilizarnos si, por ejemplo, sufrimos de repente un dolor fuerte de lumbago. Seguidamente, la señal dolorosa llega al cerebro, a las neuronas encargadas de hacernos conscientes del dolor y de provocar la respuesta emocional.

Imaginemos lo que sucedería si no sintiéramos dolor, sin esa potente señal de alarma que nos induce a prestar atención a los desarreglos y tomar medidas para corregirlos.

Como ya hemos visto, hay personas que nacen insensibles al dolor a causa de un trastorno neurológico congénito que inhabilita las zonas del cerebro encargadas de crear la sensación dolorosa. Estas personas, que desde la infancia no saben lo que es sentir dolor, suelen ser joviales y poco miedosas. Desafortunadamente, pagan un alto precio por vivir en un mundo sin dolor. Por ejemplo, se lastiman las articulaciones porque no se dan cuenta cuando las doblan demasiado, sufren quemaduras graves al no apartarse del fuego hasta que ven o huelen su piel quemada, y no se percatan de heridas o de fracturas serias hasta que no ven la sangre o la deformación del hueso. Con el tiempo, su inmunidad al dolor las lleva a una muerte prematura a causa de enfermedades o lesiones, para ellas silenciosas e indoloras, que no descubrieron a tiempo[25].

Cualquier tipo de dolor interfiere con *estar bien*. Las jaquecas, los espasmos musculares, los dolores de muelas o de estómago son frecuentes enemigos del bienestar en nuestra vida cotidiana. Pero hay dolores agudos terribles, como los que provocan las lesiones o inflamaciones de los nervios,

---

[25] El cirujano inglés, Paul Brand, fue uno de los primeros en describir este trastorno. En su libro *The gift of pain* relata la historia de Tanya, una niña de cuatro años. Su madre la había llevado a su consulta, muy preocupada porque la pequeña caminaba descalza y, si se clavaba algo en los pies, seguía andando sin inmutarse. Tanya tenía las plantas de los pies ulceradas y cuando el doctor Brand cortó el tejido destruido para limpiar las heridas, llegando hasta tocar el hueso, la niña no se quejó. Víctima de insensibilidad congénita al dolor, sufrió la amputación de ambas piernas a los trece años y murió de septicemia o infección generalizada pocos años después.

las fracturas de huesos, las piedras del riñón que atraviesan el uréter o las inflamaciones del páncreas. Estos dolores suelen responder al tratamiento de la enfermedad que los produce. Por ejemplo, la inmovilización de una fractura o los antibióticos para una articulación infectada reducen el dolor, aunque a menudo son también necesarios los medicamentos analgésicos para conseguir el alivio rápido.

El dolor crónico, independientemente de su intensidad, es uno de los peores venenos del bienestar, y cuando no responde a los calmantes o analgésicos, llega a destruir la satisfacción con la vida de cualquiera. En esta categoría incluyo el producido por las neuralgias, los tumores que invaden centros nerviosos o los huesos, las enfermedades degenerativas de los músculos o las articulaciones, la fibromialgia y las secuelas de traumatismos graves. También sostenemos dolores sordos o latentes, que sin ser muy intensos molestan sin interrupción.

Hay dolores para los que no podemos identificar una causa física concreta. En ocasiones, es el propio cerebro el que crea la sensación de dolor sin que existan lesiones corporales. A los dolores físicamente inexplicables los hemos bautizado en medicina con el nombre de psicogénicos. En general, el psicogénico se diagnostica cuando no existen lesiones que puedan explicarlo. Un ejemplo es el dolor del miembro fantasma, que sufren personas a las que se les ha amputado una pierna, pero localizan la fuente de tormento en la imagen o representación mental de la pierna amputada que han grabado en el cerebro.

El sentido del dolor es personal, subjetivo, privado. Nadie puede sentir o tener acceso a nuestro malestar. El umbral del dolor es individual, pues lo que es tolerable para unos es insufrible para otros. También es una sensación incuestionable, ya que si alguien se queja de dolor, no tenemos forma de disputar su percepción. Solo quien lo siente puede medirlo y describirlo, por eso la valoración personal del doliente es el dato más importante que hay que tener en cuenta cuando tratamos de entender el sufrimiento. Nadie sabe mejor lo que duele que quien lo siente. Verdaderamente, dado el daño que causan los dolores a nuestro bienestar, sorprende la falta de entendimiento y sensibilidad hacia quienes lo padecen y las reacciones de impaciencia ante sus quejas, incluso entre los profesionales de la salud.

Cuando sentimos dolor o estamos ante una persona que lo sufre, es importante considerar tres componentes: la sensación física dolorosa, la emoción que la acompaña y la explicación o el significado que le damos. El dolor físico siempre va acompañado de un componente emocional. Por ello, debemos concebir el dolor no solo como un tormento del cuerpo, sino como una conmoción del estado de ánimo que nos produce emociones intensas de temor, coraje o desamparo. De ahí que para seleccionar el tratamiento más eficaz sea fundamental conocer no solo los detalles físicos del dolor en cuanto a su localización, intensidad y duración, sino también entender el componente emocional y el contexto personal, familiar y social de quien lo sufre.

En cuanto a las enfermedades y su impacto en nuestro bienestar subjetivo, pocos males provocan en las personas sentimientos tan desconcertantes de desasosiego, vulnerabilidad e indefensión. Todas las enfermedades, además de dañar la salud, reflejan el carácter de sus víctimas y los valores sociales y culturales del entorno. Por ejemplo, el infarto de miocardio no tiene las mismas connotaciones que la cirrosis de hígado, ni una infección producida por un virus tiene el mismo significado que un cáncer. Por cierto, a una cicatriz no le damos el mismo significado si es consecuencia de una operación quirúrgica que si es el resultado de una agresión, aunque a la vista sean idénticas.

Las personas interpretamos y respondemos a las enfermedades según la personalidad, las circunstancias en que vivimos, las experiencias pasadas, nuestro conocimiento sobre sus posibles causas y las opiniones que captamos del entorno social. El sentido que le damos a los padecimientos moldea las actitudes y conductas que forman nuestra respuesta. Sin duda, la experiencia de sufrir una dolencia grave altera las emociones, afecta las relaciones, conmueve nuestro mundo interior y puede cambiar la percepción de la vida. En situaciones de urgencia, algunos enfermos reaccionan con sentimientos de indignación y rabia, pierden la paciencia y descargan su hostilidad en las personas cercanas o incluso en los profesionales encargados de asistirlos.

Hay personas que conciben la enfermedad como un reto al que hay que enfrentarse decididamente, un desafío que deben superar a toda costa. Son pacientes que reaccionan con determinación, adoptan una actitud racional y metódica para vencer la prueba, quieren entender las posibles causas y remedios del mal que les aqueja, cooperan con los médicos y cumplen con rigor sus directrices. A menudo ven la enfermedad como un enemigo maligno contra el que la única opción es la lucha sin cuartel. En mi experiencia, la gran mayoría de las personas que luchan para resistir males graves incurables, lejos de invocar motivos abstractos, filosóficos o místicos, declaran razones muy concretas: vencer a la dolencia en cuestión, el deseo de alcanzar una meta, el amor a sus seres queridos y el miedo a la muerte.

También he tratado a personas que interpretan la enfermedad como el resultado de una debilidad personal, un fallo o un defecto de carácter. Su respuesta suele consistir en aislamiento y vergüenza, por lo que tienden a negar o disimular la aflicción que les aqueja. Algunos consideran que el daño personal y social es insuperable. Esta actitud derrotista suele traducirse en sentimientos pesimistas de desesperanza. Quienes temen que su enfermedad pueda dañar su imagen pública se resisten a pedir ayuda, incluso si ello repercute peligrosamente en su salud. Algunos que cuentan con recursos económicos lo hacen a escondidas. No pocos europeos, latinoamericanos y estadounidenses optan por buscar ayuda médica fuera de su país, no tanto porque el tratamiento sea más eficaz, sino para evitar los posibles efectos perjudiciales para su reputación en su círculo social.

El impacto de lo que puedan pensar los demás es particularmente determinante en el mundo de las enfermedades mentales. De hecho, la barrera más alta que se interpone en el tratamiento de estas dolencias, pese a que hoy día o se curan o se alivian, es el miedo de los afectados a lo que puedan pensar los demás. He oído incontables veces frases como «no quiero que crean que soy débil de carácter» en boca de hombres y mujeres afligidos por trastornos que, de haberse tratado a tiempo, se hubieran ahorrado años de tormento.

Pienso que, al final, todos nacemos con doble nacionalidad: la del país vitalista de la salud y la del estado de la invalidez. Aunque preferimos usar solo el pasaporte bueno, tarde o temprano casi todos nos vemos obligados a declararnos ciudadanos del reino de la enfermedad. Pero ese lugar inseguro y doloroso se hace más llevadero si contamos con la motivación para tratar la afección, la comprensión y el apoyo de seres queridos, y la dedicación de los profesionales que se encargan de atendernos.

Discapacidad, aislamiento y soledad

La discapacidad, entendida como un trastorno de las facultades físicas o mentales que hace que experimentemos dificultad para llevar a cabo tareas cotidianas, es tema de preocupación general. Hay limitaciones pasajeras debidas a lesiones o enfermedades temporales que nos alteran el día a día y nos impiden *estar bien* durante un tiempo. Pero las discapacidades crónicas son causa de mayor preocupación. Con el paso de los años, los desarreglos del cuerpo son más frecuentes y juegan un papel más importante en nuestra autonomía y calidad de vida. A medida que acumulamos años y nos vamos haciendo mayores, lo normal es que tanto nuestro cuerpo como el de nuestros familiares y amigos contemporáneos tienda a perder agilidad y destreza. Con el tiempo, nos suele llegar el momento en el que el miedo a la dependencia, a la discapacidad y a la soledad se convierte en una fuente permanente de ansiedad.

Por otro lado, las connotaciones adversas y los prejuicios que hoy existen con el envejecimiento se interponen en el camino del bienestar de muchos hombres y mujeres, que llegan incluso a considerarse superfluos y optan por evitar actividades placenteras, aunque estén en condiciones de gozarlas, por considerarlas contrarias a las convenciones sociales. Incluso en países socialmente avanzados todavía se dictan leyes que incapacitan de manera automática a hombres y mujeres mayores de sesenta y cinco o setenta años para realizar algún trabajo manual o ejercer alguna función administrativa, ejecutiva o académica, sin considerar en absoluto sus capacidades o aptitudes. Las legislaciones o costumbres que marginan a individuos por la fecha de su nacimiento ignoran que la mayoría de las personas de esa edad gozan de buenas condiciones físicas y mentales, y llevan una vida activa y autosuficiente. Al mismo tiempo, esas políticas desestiman de forma explícita los beneficios de la experiencia que se sedimenta en todos nosotros con los años.

Entre las discapacidades que preocupan con más frecuencia se encuentran la disminución de las facultades mentales, como la atención, la capacidad de analizar conceptos abstractos o hacer operaciones y, sobre todo, el debilitamiento de la memoria, que a menudo se interpreta como un paso intermedio hacia la antesala de la demencia. Aproximadamente, el 15 por ciento de las personas mayores de sesenta y cinco años experimenta algún grado de deterioro de la memoria del que tanto los afectados como sus familiares cercanos se hacen conscientes. No acordarnos de dónde pusimos las llaves o la cartera, y tener que tomarnos un tiempo para pescar en el mar de la memoria nombres y fechas son lapsus comunes que forman parte del envejecimiento normal. La torpeza de la memoria para recordarnos hechos recientes a menudo se agudiza por los efectos de enfermedades como la diabetes, la arteriosclerosis o la depresión, y también por medicamentos que se consumen con regularidad, en particular los tranquilizantes. Si la debilidad de la memoria avanza, los olvidos incluyen información básica que hubiéramos recordado con facilidad anteriormente, como acudir a una cita, conversaciones o sucesos recientes que normalmente nos habrían interesado como, por ejemplo, el resultado de un partido de fútbol para un fanático de este deporte.

La relación entre la edad y la demencia es evidente. A escala mundial, cada año una de cada cien personas entre sesenta y setenta años es diagnosticada de alzhéimer. A menudo, el declive intelectual va acompañado de cambios inexplicables en el estado de ánimo que pueden ocasionar tensiones en la convivencia familiar. También se producen alteraciones evidentes de la personalidad y el comportamiento que interfieren con el funcionamiento básico cotidiano. Gradualmente, las facultades mentales de los pacientes, incluido el lenguaje, la orientación y la capacidad de razonar y de identificar las emociones, se desintegran. Dado que esta aflicción cerebral no daña al músculo cardiaco ni otros órganos vitales, los afectados se mantienen vivos un promedio de nueve años. En la última fase se hace evidente el grave deterioro de las aptitudes intelectuales, incluyendo la capacidad de reconocer a personas cercanas.

Queridos lectores, permítanme compartir mi reacción interior hace unos años cuando un apreciado vecino de apartamento, que sufría de un estado avanzado de alzhéimer, no cesaba de dar gritos inexplicables día y noche que, en mi mente, eran clamores de empatía: «Si un día me tocara vivir con esa cruel demencia incurable, me reconfortará saber, antes de perder mi alma, que tengo en mis manos —o en las de un ser querido fiable— el control de mi último adiós», pensé y me dije en voz alta. Creo que la sociedad está obligada a establecer medidas que otorguen a las víctimas de esta terrible dolencia que lo pidan el derecho a declarar su voluntad anticipadamente y a elegir con libertad, de acuerdo con sus principios y prioridades, la duración de su tratamiento y el momento del adiós. Estoy convencido de que si un día nos tocara vivir con alzhéimer, muchos nos sentiríamos reconfortados si sabemos que tenemos en nuestras manos la opción de ahorrarnos una indigna y absurda agonía sin conciencia de nosotros mismos, y librar así a nuestros seres queridos de un tormento insufrible.

Sin embargo, es muy importante tener en cuenta que no siempre el deterioro leve de las facultades mentales conduce a la temible demencia. Además, la mayoría de estas personas se benefician de ejercicios de rehabilitación intelectual o cognitiva y de remedios farmacológicos que estimulan el riego sanguíneo del cerebro o potencian la transmisión de información entre las neuronas. En este sentido, la evidencia científica acumulada en los últimos treinta años demuestra que tres componentes de nuestro estilo de vida favorecen el funcionamiento de la memoria y disminuyen el riesgo de sufrir deterioro intelectual y caer en la demencia: la actividad intelectual cotidiana, el ejercicio físico regular y la participación activa en círculos y redes sociales que promueven las relaciones solidarias y la colaboración en proyectos gratificantes.

En definitiva, el miedo a la soledad y al aislamiento físico, emocional y social que sienten las personas a causa de discapacidades corporales y mentales y sus consecuencias dañinas para sus relaciones familiares y sociales puede llegar a convertirse en una enorme barrera a la hora de mantener un nivel saludable de satisfacción con la vida en el día a día.

Convivencia conflictiva

Como vimos al tratar los ingredientes que alimentan el bienestar, las relaciones afectivas constituyen el medio primordial para vivir los momentos más dichosos. Cuando la convivencia se altera, bien sea en el contexto de la pareja, de la familia, de las amistades o de los colegas de trabajo, también se avería el motor que alimenta nuestra satisfacción con la vida. Las desavenencias y discordias en las relaciones son causa de estrés, ansiedad y desdicha.

Por ejemplo, la familia constituye el compromiso social más firme, el acuerdo más resistente de cariño, protección y apoyo mutuo. Sin embargo, el hogar familiar es también un ambiente pródigo en contrastes y contradicciones. Nos ofrece el refugio donde cobijarnos de las agresiones del mundo circundante y, simultáneamente, nos enfrenta a intensas pasiones humanas. El ambiente familiar es el caldo de cultivo donde se desarrollan las relaciones más generosas y duraderas y, al mismo tiempo, el escenario donde con más viveza se manifiestan las rivalidades y los conflictos entre hombres y mujeres, entre mayores y pequeños. Los seres humanos tenemos mayor probabilidad de ser maltratados física y mentalmente en el propio hogar que en ningún otro entorno social. ¿No les parece que la familia es a la vez refugio y *ring*?

En cuanto al matrimonio, pese a que la mayoría de los hombres y las mujeres considera el consorcio un paso importante en su búsqueda de la felicidad y el 90 por ciento lo demuestra casándose, la mitad de los matrimonios termina en separación o divorcio. Casi todas estas parejas se plantean la ruptura después de un largo proceso plagado de frustraciones, miedos y rencores. Para las parejas con hijos el trance es más duro, pues el futuro de los pequeños es un motivo adicional de tensiones y temores. Ningún niño o niña está emocionalmente preparado para afrontar la separación de sus padres y muy pocos ven en la ruptura una segunda oportunidad. Sin duda, romper un matrimonio en el que floreció y se marchitó el amor supone un trance espinoso. Esto explica el que los índices de divorcio constituyan datos importantes a la hora de planificar la salud pública de un país, ya que las parejas rotas tienen una mayor predisposición a sufrir una amplia gama de enfermedades físicas y mentales asociadas con el enorme estrés que ocasiona la ruptura. Precisamente, las personas en trance de disolver su relación consumen más fármacos para dormir, para aliviar la depresión, la ansiedad y los trastornos gastrointestinales que el resto de la población.

Con todo, no debemos ignorar que pese a la enorme prueba que suponen estas rupturas, en realidad representan el único remedio que permite a hombres y mujeres desgraciados en su pareja poder algún día disfrutar de una nueva relación. En Occidente, la mayoría de las parejas separadas o divorciadas forman nuevas uniones, incluyendo el matrimonio, en menos de tres años desde el divorcio, y aunque el recorrido no es el mismo para todos, tarde o temprano suelen ofrecer un balance positivo de la crisis.

En este sentido, la ruptura supone un final y un principio, el derrumbamiento penoso de ideales frustrados y la fuente esperanzadora de nuevas ilusiones.

Las relaciones en el trabajo, sea en el ámbito manual, profesional o docente, son otro escenario en el que hombres y mujeres se exponen a sufrir daños a su bienestar cotidiano. Aunque la presión y las exigencias excesivas alteran de forma temporal nuestro estado de ánimo, las personas que son de manera sistemática hostigadas o agraviadas por jefes, profesores, colegas o compañeros pueden sufrir serias heridas emocionales. Estas experiencias estresantes persistentes suelen ocurrir en ámbitos hostiles donde a las víctimas les resulta muy difícil o imposible escapar de sus agresores por razones económicas, vocacionales o sociales. Con el paso del tiempo, la venenosa acumulación de resentimiento, miedo e indefensión constriñe el horizonte de sus aspiraciones y mina la confianza en sí mismas.

Aunque en un contexto social diferente, creo que es importante mencionar el acoso escolar —*bullying* es el término anglosajón muy divulgado— como otra forma de convivencia conflictiva de repercusiones nefastas para el bienestar físico y emocional de las víctimas. El acoso consiste en hostigamiento e intimidación de ciertos alumnos por sus compañeros por medio de discriminación social, agresiones físicas, abusos sexuales y burlas humillantes, que casi siempre se mantiene encubierto con una espesa nube de silencio. Los acosadores suelen ser chicos y chicas provocadores que se autovaloran por su capacidad de dominar física o emocionalmente a sus compañeros. Los varones acosadores tienden a utilizar la agresión física y verbal. Las chicas suelen recurrir a la marginación, los chismes y la manipulación de las relaciones personales.

El estigma de inferioridad y de impotencia que marca a las víctimas de acoso explica el que no se atrevan a revelar su situación a sus familiares y mucho menos a denunciar a sus verdugos ante las autoridades del colegio. La mayoría de las víctimas son jóvenes tímidos, introvertidos, pacíficos y vulnerables que, si no reciben ayuda, se depri men y se aíslan. Algunos caen en la desesperación y llegan a quitarse la vida; otros optan por la revancha feroz y se despiden a tiros.

Todos los centros de enseñanza deberían tener programas de formación y sensibilización para estudiantes, profesores y padres con el fin de implantar una cultura de «tolerancia cero al acoso». Ningún joven debería temer ir al colegio por miedo a ser agredido o denigrado por sus compañeros. Afortunadamente, cada día son más los países que establecen regulaciones para la prevención del *bullying*[26].

---

[26] Luis Rojas Marcos, «Los estragos del acoso escolar», *El País,* 2 de abril de 2005.

Fracasos y daños a la autoestima

Es de sentido común que cuanto más exigentes o menos realistas sean nuestros criterios y metas, más probabilidades tendremos de sentirnos defraudados con nosotros mismos. Un problema bastante frecuente que mina nuestra autoestima son esas exigencias exageradas que nos marcamos y que se traducen en «deberías». Este tiempo de verbo potencial se manifiesta cuando la persona piensa que está obligada a ser, a sentir o a comportarse de una forma ideal que, en realidad, es incompatible con su manera de ser o no es viable ni incluso humanamente posible. Por ejemplo, «debería impresionar a mis colegas cada vez que presento un trabajo», «debería caer bien a todos», «debería estar siempre de buen humor», o cosas por el estilo. Las pretensiones o exigencias desmedidas con uno mismo producen descontento y frustración, desmoralizan y hacen que nos sintamos incompetentes.

Independientemente de lo contentos que nos sintamos en el trabajo, la pérdida del empleo supone siempre un duro golpe para la autoestima. Perder el trabajo tras años de esfuerzo y dedicación suele causar una terrible sensación de fracaso, inutilidad y vacío. Para la mayoría de la población adulta, la ocupación es un punto de estabilidad tanto económica como emocional y social. Y los más afortunados disfrutan con su trabajo porque es la expresión de su vocación. El despido es a menudo interpretado como un fallo personal. Cuando la pérdida del trabajo es imprevista y se debe a un despido fulminante, la sensación de incompetencia y falta de control es aún mayor. Además del impacto que pueda tener en la seguridad económica, el cese plantea un reto a la confianza y al sentido de control que tenemos sobre nuestra vida. También puede dañar nuestra identidad individual y social, ya que el empleo a menudo nos sirve de carta de presentación. Con el tiempo, la inactividad involuntaria continuada se convierte en un motivo de amargura.

La resistencia de la autoestima ante cualquier tipo de fracaso es individual. Depende en gran medida de la intensidad, duración y el significado que le demos a la decepción. Cada uno asignamos de modo subjetivo significados a los sucesos que nos conmueven, y utilizamos diferentes medidas para defendernos y proteger nuestro amor propio, por lo que reaccionamos ante los malogros de formas diferentes. En mi caso, el termómetro para medir la autoestima es más sensible a «sentirme eficaz» que a «sentirme bien». Por ejemplo, marca más grados cuando veo que mis esfuerzos tienen un impacto positivo en las relaciones con las personas que quiero o me llevan a alcanzar alguna meta que me he fijado, aunque sea modesta.

Como cabe esperar, juzgar las fatigas y molestias cotidianas como signos de debilidad de carácter puede envenenar la seguridad en nosotros mismos. Además, un bajo sentido de eficacia genera más estrés y mueve a las personas a evitar las tareas difíciles que ven como amenazas. Y cuando se enfrentan a los desafíos, se concentran en sus deficiencias personales, en los obstáculos que encontrarán y en los posibles resultados adversos, en lugar de concentrarse en cómo ejecutar con éxito la labor. Sin duda, a la hora de juzgar la eficacia de nuestras capacidades ante los retos o situaciones difíciles, debemos evitar interpretar las reacciones normales de estrés o de tensión como señales de impotencia o ineptitud con el fin de no socavar nuestro sentido de autoeficacia.

Las capacidades ejecutivas que nos ayudan a conseguir las metas pueden dañarse en situaciones de alta ansiedad, de depresión y a causa de enfermedades que interfieren con las funciones mentales. Un motivo de alteración temporal bastante frecuente en nuestra cultura es el consumo excesivo de bebidas alcohólicas y drogas recreativas. El alcohol, por ejemplo, es absorbido en cuestión de segundos y una vez en el cerebro reduce, sin que la persona intoxicada se dé cuenta, la aptitud para observarse y asegurar la aceptabilidad social de las manifestaciones de lo que uno siente y piensa. El resultado inmediato es el debilitamiento del autocontrol y los conflictos interpersonales.

En las naciones de Occidente, donde tomar copas es algo aceptado y cotidiano, muchos hombres y mujeres usan la bebida en dosis moderadas como «lubricante» de sus relaciones sociales. Si bien no faltan los que tienen «mal beber». Para estas personas, normalmente sensatas, el impacto de una copa es suficiente para que aflore en ellas un humor fastidioso y agresivo que los impulsa a decir o hacer cosas que en estado de sobriedad no dirían ni harían.

Hay gente que está de acuerdo con el dicho latino *in vino veritas* —cuando se bebe se dice la verdad—. Yo me inclino a pensar que los efectos del alcohol alteran nuestras facultades ejecutivas y nos hacen desvariar. Me parecen acertados los versos que el escritor gaditano Pedro Muñoz Seca puso en boca de don Mendo cuando este justificó ante Magdalena su mala racha en el juego de cartas:

—Escúchame, Magdalena, porque ¡no fui yo... no fui! Fue el maldito cariñena que se apoderó de mí. Entre un vaso y otro vaso el barón las cartas dio; yo vi un cinco, y dije «paso»... El barón dijo «plantado»; el corazón me dio un brinco; descubrió el naipe tapado y era un seis, el mío era un cinco; ¡el barón había ganado!

En todo caso, el consumo de bebidas alcohólicas en suficiente medida tiene el poder de desarreglar las mentes de los consumidores hasta el punto de tomar decisiones desafortunadas incompatibles con sus objetivos. En cuanto a drogas recreativas, cada país decide qué sustancias permitir y qué sustancias controlar o prohibir. Lo que es evidente es que cada día observamos mayor accesibilidad y variedad de sustancias adictivas, más consumo problemático y más adicciones y muertes entre consumidores de edad temprana[27].

---

[27] Jon Kamp y Julie Wernau, «Annual Drug Overdose Deaths Top 100,000, Setting Record», *The Wall Street Journal,* 18 de noviembre de 2021.

Está comprobado que las personas que piensan que ejercen control sobre sus circunstancias resisten mejor los desengaños y golpes a su autoestima que quienes sienten que no controlan los sucesos que les afectan, o que sus decisiones no cuentan. El perjuicio al bienestar que ocasionan los sentimientos de impotencia y desamparo se debe a que alimentan en nosotros la conciencia de debilidad y de incompetencia, y nos encaran con la ineficacia de nuestras funciones ejecutivas.

6
QUÉ PODEMOS HACER
PARA ESTAR BIEN

Familiarizarnos con la resiliencia y la adaptación

Ser conscientes de la forma de gestionar los obstáculos y las adversidades que interfieren con *estar bien,* así como familiarizarnos con nuestra capacidad para adaptarnos a los cambios que nos impone la vida, es un paso fundamental a la hora de proteger el bienestar cotidiano. Hoy, en el mundo de la salud, empleamos la palabra resiliencia para referirnos a esa capacidad natural que nos permite resistir y superar los reveses y desdichas que alteran nuestro equilibrio vital. Derivada de la palabra *resilire,* que en latín significa «rebotar», se ha usado desde hace tiempo en el campo de la física para referirse a objetos elásticos, como un muelle o una pelota de goma, que absorben el impacto de una fuerza exterior sin romperse y cuando cesa la presión recuperan su forma original.

Como antecedentes históricos, el interés científico en la resiliencia humana fue impulsado por las psicólogas Emmy Werner y Ruth Smith de la Universidad de California hace varias décadas. Estas investigadoras pioneras, en colaboración con un extenso equipo de médicos, psicólogos y trabajadoras sociales, en 1955 localizaron a los 698 niños y niñas nacidos en la isla de Kauai, Hawái, y diseñaron un plan riguroso para evaluar las circunstancias de su nacimiento, analizar las condiciones físicas, psicológicas y sociales en las que crecían, y seguirlos de cerca durante cuarenta años. Entre estos pequeños identificaron un grupo de riesgo de 201 criaturas que desde el nacimiento habían sido afligidas por graves privaciones, abandono, abusos y conflictos violentos familiares. Basándose en los conocimientos de entonces, las psicólogas asumieron que comparados con los niños que nacen y crecen en condiciones saludables, los pequeños expuestos a graves factores de riesgo sufren trastornos de aprendizaje, padecen enfermedades físicas y mentales, y tienen serios problemas de adaptación. Su gran sorpresa fue descubrir que setenta y dos chicos y chicas, o casi la tercera parte del grupo de riesgo, superaron las graves adversidades de su infancia y crecieron sin problemas físicos ni psicológicos. Y en su edad adulta, todos habían desarrollado relaciones estables de afecto, se sentían competentes en sus trabajos y disfrutaban de niveles favorables de satisfacción con la vida cotidiana.

En su asombro, las investigadoras catalogaron inicialmente a estos pequeños de «héroes» creyendo que se trataba de criaturas excepcionales. Estudios posteriores, sin embargo, demostraron que más de la mitad de los pequeños sometidos durante los años de la infancia a condiciones físicas y emocionales perjudiciales extremas, las encajan y las superan, y de mayores llevan una vida personal saludable y gratificante.

Un dato que los pequeños supervivientes tienen en común es que, además de gozar de una gran capacidad natural para resistir circunstancias traumáticas, durante la adolescencia establecen vínculos estables de afecto y apoyo con alguna persona adulta comprensiva y solidaria fuera de su entorno familiar inmediato. El papel de salvavidas de estos «tutores espontáneos» en niños y niñas que crecen en ambientes nocivos ha sido corroborado en estudios posteriores.

Hoy es un hecho confirmado que la resiliencia es un atributo natural de supervivencia humana que se compone de elementos biológicos, psicológicos y sociales, y hace posible la superación de los reveses que se cruzan en nuestro camino y alteran nuestro bienestar. Entre los factores que la fortifican, el primero y esencial es el convencimiento de que vivir merece la pena. Otro factor importante es aprender a evaluar las situaciones que nos estresan y programar los pasos necesarios para resolverlas. Una dosis de confianza en uno mismo es también primordial, pues nos ayuda a actuar con determinación y esperanza. Cuando estamos convencidos de que podemos controlar la situación, tendemos a adoptar una actitud más activa y confiada. De todas formas, en momentos de desdicha, es recomendable aceptar el apoyo solidario y la ayuda de seres queridos y buscar las opiniones y promesas de alivio de los expertos del mal que nos aqueja. Y no olvidemos que a menudo los mensajes más reconfortantes en momentos difíciles proceden de las propias voces internas. Nuestros soliloquios esperanzadores son los mensajes que más eficazmente nos protegen de la indefensión y el fatalismo.

En cuanto a la capacidad de adaptarnos saludablemente a los cambios, desde que nacemos la trayectoria vital es en gran medida impredecible, por eso la adaptación es un protector natural muy eficaz de nuestro bienestar. La adaptación es posible gracias a la gran plasticidad del cerebro que responde a la necesidad de renovarnos continuamente. La esencia de la adaptación es la flexibilidad o la cualidad que nos ayuda a acomodarnos a las nuevas exigencias del cuerpo, a los cambios de estado de ánimo y a las imposiciones del medio en que vivimos.

Por lo general, los aguijonazos de la vida cotidiana nos afectan temporalmente. Con el paso del tiempo los superamos o nos habituamos a una variedad de malestares y preocupaciones. Sin embargo, hay retos duraderos, como la ruptura de relaciones afectivas importantes, que socavan la estabilidad emocional de los protagonistas. Y como ya mencioné al explorar por qué no estamos bien, retos inevitables que nos ponen a prueba son los cambios que nos impone el paso de los años. Por ejemplo, los achaques que a menudo acompañan al envejecimiento disminuyen nuestra libertad de movimiento.

Sin duda, la capacidad de adaptación es enormemente efectiva, incluso bajo condiciones desfavorables duraderas. Por ejemplo, durante la pandemia del coronavirus han sido incontables los hombres y mujeres de todas las edades y países que se las han arreglado para adaptarse a la incertidumbre, mantener la calma, cumplir con sus obligaciones diarias e incluso conservar el sentido del humor en esos tiempos de vulnerabilidad. Aunque el recorrido no sea el mismo para todos, gracias a los efectos protectores de la adaptación, tarde o temprano la mayoría encontramos la luz al final del túnel, e incluso llegamos a disfrutar de un balance positivo. Como apunta el proverbio chino, «en el corazón de todas las crisis se esconde la oportunidad».

La facilidad con la que nos adaptamos a los cambios es algo personal. La misma desdicha que unos consideran llevadera es intolerable para otros. En los años de trabajo en el mundo de la salud pasan pocos días sin ver personas que después de perder facultades físicas y mentales a causa de enfermedades recobran su natural satisfacción con la vida tras un periodo de ajuste. De hecho, el nivel subjetivo de bienestar de muchos enfermos crónicos es parecido al de personas sanas; suelen ser hombres y mujeres que enfocan los aspectos gratificantes del presente y no se torturan con pensamientos hipotéticos sobre lo que podría haber sido y no es. Adaptarnos no solo nos permite aclimatarnos a los cambios en nuestra vida cotidiana, sino que nos motiva a fijarnos nuevas metas. Recordemos la máxima de Charles

Darwin: «No son los más fuertes de la especie los que sobreviven ni los más inteligentes. Sobreviven los más flexibles y adaptables a los cambios».

Aceptar el hecho de que la vida, como la trayectoria que sigue la hoja que cae del árbol, es vapuleada por fuerzas que están fuera de nuestro control nos ayuda a apreciar la importancia de la resiliencia —resistencia y flexibilidad— y su compañera la capacidad de adaptación. Pero la adaptación a la que me refiero no es conformismo pasivo que ignora nuestro sentido de control, sino el reconocimiento de que está en nuestras manos resistir sin rompernos y ser flexibles ante los cambios. Ser conscientes de los pasos que tenemos que dar para superar los obstáculos que interfieren con el bienestar es un poderoso estimulante que nos vigoriza y refuerza la confianza.

En definitiva, para mantener la vitalidad y el entusiasmo no tenemos más remedio que vivir con las alas de la resiliencia y la adaptación, pues nuestra vida está en constante movimiento. Como ya nos advirtió el filósofo griego Heráclito hace un par de milenios: «No podemos pisar dos veces en el mismo río, porque las aguas fluyen sin cesar».

Asumir el control de las funciones ejecutivas

A la hora de enfrentarnos a los obstáculos que interfieren con *estar bien,* un primer paso es localizar el centro de control del plan de acción dentro de uno mismo. Nuestro «departamento ejecutivo» se encarga de dirigir el día a día y cumplir con la misión de vivir y convivir lo más satisfactoriamente posible, de acuerdo con los deseos, las prioridades y los recursos físicos, psicológicos y sociales. Como es natural, este primer paso requiere una dosis de confianza en nuestras capacidades ejecutivas para analizar la situación que nos causa malestar y programar los pasos para superarla, incluyendo decidir si la solución requiere la intervención de otros. El departamento ejecutivo reside en el cerebro, principalmente en el lóbulo frontal, y está influenciado por la memoria y por los centros que se ocupan de regular los sentimientos y procesar las sensaciones que percibimos del entorno a través de los sentidos.

Pensar que ocupamos el asiento del conductor y dirigimos nuestro camino hacia la recuperación del bienestar nos ayuda a sentirnos protagonistas, a programarnos, a actuar con determinación y a resistir mejor. Lo opuesto es situar el control y las esperanzas en fuerzas abstractas externas como el destino, la suerte o el tentador «que sea lo que Dios quiera». El problema de adoptar el papel de espectadores en lugar de actores es que nos instila pasividad, impotencia y sentimientos de indefensión.

En mis años laborando en el mundo de la salud he podido comprobar que los pacientes que se declaran capitanes de su barco y se convencen de que el rumbo está en sus manos luchan con más tesón y eficacia que aquellos persuadidos de que la solución está fuera de ellos. Dirigir el rumbo no quiere decir que la solución de nuestros problemas sea siempre una labor en solitario. El que ocupemos el asiento del conductor no nos impide reclamar y contar con la compañía y el apoyo de pasajeros influyentes. En la mayoría de los retos importantes que abordamos en la vida nos beneficiamos del consejo y la ayuda de otras personas.

Entre nuestras funciones ejecutivas resalta el autocontrol; la aptitud para intervenir de inmediato o frenar de manera consciente los impulsos, esperar y retrasar voluntariamente la gratificación, con el fin de perseguir un objetivo superior. Gracias al autocontrol podemos desarrollar estrategias a largo plazo. Sin embargo, para ejercerlo necesitamos una buena dosis de motivación y fuerza de voluntad, pues llevar las riendas de los impulsos requiere energía mental.

Otra herramienta de nuestro departamento ejecutivo es la introspección; capacidad que nos permite observarnos, conocernos y configurar una opinión de nuestros talentos, recursos y limitaciones, con lo que aumentamos las probabilidades de acertar a la hora de tomar decisiones. Todos necesitamos familiarizarnos con nuestras aptitudes y tendencias para poder forjar y dirigir de forma razonable nuestro programa de vida. Este conocimiento es especialmente ventajoso ante amenazas inesperadas a nuestro bienestar que requieren respuestas rápidas. Por eso, aquellos que se conocen mejor llevan ventaja.

Ser conscientes de las emociones y su impacto en la forma de pensar y de comportarnos es otra función ejecutiva muy útil. El uso de los sentimientos y las emociones para motivarnos y moldear las decisiones y las relaciones con los demás es un ingrediente esencial de nuestras facultades. No olvidemos que los fallos en la regulación de las emociones son causa frecuente de conflictos, ansiedad y, en definitiva, de malestar. También importante es reconocer las emociones en los demás con el fin de moldear el comportamiento social de acuerdo con nuestros deseos, incluyendo circunstancias en las que nos conectamos con otras personas con empatía.

La importancia de la capacidad de reconocer y gestionar las emociones —tanto propias como ajenas— a la hora de adaptarnos a los cambios y motivarnos para alcanzar nuestras aspiraciones fue elaborada y divulgada magistralmente bajo el concepto de inteligencia emocional por el psicólogo estadounidense Daniel Goleman en 1995. Precisamente Goleman, en esa misma obra, presenta datos exhaustivos que demuestran la superior importancia de gestionar las emociones sobre la inteligencia. En concreto, el coeficiente de inteligencia no aporta más del 20 por ciento a la satisfacción con la vida. La historia está salpicada de hombres y mujeres con dotes intelectuales excepcionales, cuyas biografías demuestran con claridad que una alta inteligencia no garantiza las relaciones dichosas ni la satisfacción con la vida.

En nuestro departamento ejecutivo también contamos con la intuición, la cualidad que nos permite percibir una nueva situación a través de señales subliminales o de baja intensidad que captamos del entorno. Estas señales se conectan con recuerdos de experiencias pasadas y presentimientos que provocan una respuesta emocional, como la sensación de peligro o la corazonada de que algo positivo va a ocurrir. Podemos decir que la intuición es una valoración instintiva y rápida, carente de razonamiento lógico, que nos empuja a decidir y pasar a la acción. Se trata de una sensación emocional premonitoria que tiene un enorme poder y que en muchos casos hasta puede salvarnos la vida.

En situaciones de incertidumbre, a la hora de tomar decisiones y medidas protectoras eficaces, no cabe duda de que escuchar las voces del propio sentido común y manejar con acierto los consejos que nos llegan de la intuición y del razonamiento lógico son factores decisivos. Pero también es esencial estar abiertos y buscar las opiniones que nos puedan aportar fuentes fidedignas externas sobre «la naturaleza de la bestia». Por ejemplo, en el contexto de la salud, acudir a profesionales expertos en el malestar que nos preocupa.

En el ámbito de la salud mental, tengo que reconocer que con demasiada frecuencia personas que sufren trastornos emocionales evitan buscar ayuda por temor al estigma que a menudo marca a los enfermos mentales de debilidad de carácter o fracaso personal. Sin embargo, ocultar los miedos y síntomas supone pagar un alto precio por evitar un posible rechazo social. No cabe duda de que todos guardamos secretos sobre sucesos personales amargos porque pensamos que contarlos nos podría perjudicar ante los ojos de los demás. No obstante, el esfuerzo por mantener férreamente confinados ciertos secretos dolorosos puede conducir al aislamiento emocional y social o convertirse en una fuente permanente de estrés. Hay secretos tan tóxicos que llegan a causar más daño que los propios hechos que decidimos ocultar.

La confianza en el funcionamiento razonable de las funciones ejecutivas nos ayuda a afrontar con determinación y optimismo las pruebas a que nos somete la vida. Al sentirnos competentes dedicamos más esfuerzo a conseguir lo que nos proponemos y somos más resistentes a la tentación de darnos por vencidos. Además, la valoración positiva que hacemos de nuestras aptitudes realza la imagen que proyectamos al mundo que nos rodea, algo que puede ser muy útil ante los desafíos a nuestro bienestar por parte de otros. En definitiva, las personas que localizan el centro de control de sus funciones ejecutivas dentro de ellas mismas y toman el mando ante las adversidades que dañan su bienestar multiplican las probabilidades de superarlas.

Alimentar la esperanza activa

Como bien intuyó un viejo maestro de la medicina, «podemos vivir un mes sin comida, tres días sin beber agua, siete minutos sin aire, pero solo unos pocos segundos sin esperanza». Tener esperanza es pensar que lo que deseamos va a ocurrir. La esperanza es un ingrediente esencial de nuestro bienestar cotidiano. En general y en condiciones normales, mantenemos una visión esperanzadora del futuro, por lo que tendemos a ver posible lo que anhelamos y a presentir que lograremos las metas que nos proponemos. En el día a día esta visión nos ayuda a soportar mejor las frustraciones de hoy al pensar que mañana será otro día, y un día mejor. Si reflexionamos sobre la supervivencia de nuestra especie, tiene sentido pensar que la esperanza abunde entre los seres humanos. Ante las muchas duras y precarias condiciones de vida a las que la humanidad se ha enfrentado y aún se enfrenta, la esperanza es la fuerza natural que sustenta en nosotros la motivación para neutralizar el fatalismo, resistir, disfrutar, crear y avanzar.

Hay dos tipos de esperanza, la esperanza pasiva o global, que se refiere al futuro en general y nos induce espontáneamente a pronosticar un mañana cada vez mejor para la humanidad. Esta visión esperanzadora se refleja en los mitos y creencias que predicen un futuro mundo mejor y se basa en doctrinas e ideales positivos como la paz, la justicia o la bondad. También puede proceder del convencimiento razonado, apoyado por la ciencia, que demuestra la tangible y favorable evolución de la humanidad. Cuando contemplamos el futuro con expectativas positivas, nos sentimos ilusionados.

El otro modelo de esperanza, más relevante para nuestro tema, es la esperanza activa que estimula en nosotros la confianza en que conseguiremos lo que deseamos en un momento dado. Las semillas de la esperanza activa se siembran durante la infancia. El simple hecho de que el llanto de las criaturas atraiga la atención de adultos responsables es suficiente para implantarles en su cerebro la confianza de que la satisfacción de sus necesidades está a su alcance. Con pocos años ya albergan pensamientos tranquilizantes como «sé lo que tengo que hacer para conseguir lo que me propongo». La perspectiva esperanzadora activa hace más llevaderas las decepciones porque pensamos que podemos hacer algo para superarlas. En concreto, nos anima a tomar medidas y programarnos para alcanzar los objetivos específicos que nos proponemos. Con este fin, nos alienta a transformar los deseos en metas posibles y a utilizar nuestras aptitudes para superar los obstáculos que se interponen en el camino.

Cuando nos enfrentamos a retos difíciles, es recomendable buscar el apoyo de seres queridos y promesas de alivio de los expertos en el mal que nos aqueja. Sin embargo, los mensajes más reconfortantes provienen de las propias voces internas que nutren nuestra confianza. Decirnos «sí puedo, tengo lo que hace falta para lograrlo» nos empuja a organizarnos y a dar los pasos necesarios para superar las dificultades. Estos pensamientos esperanzados se alimentan de la seguridad en uno mismo, la fuerza de voluntad y la motivación para dar los pasos necesarios.

La esperanza activa crece estimulada por las experiencias pasadas que alimentan los sentimientos de confianza en nuestra competencia para controlar, razonablemente, las circunstancias.

En medicina sabemos que los pacientes esperanzados, que confían en su capacidad para llevar a cabo el tratamiento y en su determinación para vencer la enfermedad, son los que tienen las mayores probabilidades de estimular sus defensas naturales y vencer a la enfermedad. Por ejemplo, hace unos años, un grupo de investigadores —encabezado por Predrag Petrovic del Instituto Karolinska en Suecia— demostró que la esperanza de superar el dolor en algunos pacientes es tan intensa y eficaz que produce cambios cerebrales visibles a través de una resonancia magnética y contribuye de manera directa a su mejora y recuperación incluso cuando el remedio es un placebo o sustancia inocua sin ningún principio activo.

Me viene a la mente el día que un colega cardiólogo me pidió que consultara con uno de sus pacientes recientemente hospitalizado a causa de un grave infarto de miocardio. Me informó de que el paciente, un hombre de cincuenta y ocho años, exitoso ejecutivo del mundo de la construcción, a quien llamaremos Peter, llevaba una semana recuperándose en el hospital y le había solicitado la consulta con un psiquiatra. Aunque el paciente no le explicó el motivo, la impresión de mi colega era que, probablemente, estaba ansioso y deprimido como consecuencia del infarto y el impacto que pudiera tener en su vida futura.

Al día siguiente fui a ver a Peter en su habitación de la unidad de cardiología del hospital. Justo antes de entrar noté que estaba sentado en la cama, tenía puesta la televisión y observaba con atención un partido de béisbol con una expresión sonriente. Al verme apagó el televisor y me invitó amablemente a pasar. Me presenté y le pregunté sobre la razón de su deseo de consultar con un psiquiatra. Peter comenzó sin dudar a informarme de que era la primera vez que consultaba con un psiquiatra. A continuación, esbozó con seguridad y entusiasmo su historial de reconocido ejecutivo en el mundo de la construcción en Nueva York y luego me dio un detallado repaso de su satisfactoria y gratificante vida familiar con su esposa y sus tres hijos. Yo pensé para mis adentros: «Peter no está deprimido ni ansioso; de hecho, es un hombre de carácter positivo y sociable, lleno de energía y confianza en sí mismo que incluso lleva bien el gran golpe que supone un infarto». Después de hacerle unas preguntas estándar para evaluar su estado mental, que no revelaron síntomas de trastorno emocional alguno, llegamos al punto crítico en el que indagué directamente sobre el motivo que le movió a pedir la consulta y cuál era el objetivo de mi intervención como psiquiatra. Sin dudarlo un segundo me lo resumió en pocas palabras:

—Doctor, tengo que ser más optimista.

Su respuesta me sorprendió. No solo era la primera vez que, en mi experiencia, la palabra «optimismo» se convertía en el objetivo de un tratamiento psiquiátrico, sino que Peter mostraba claros signos de personalidad optimista en su vida personal y profesional. En respuesta a mi extrañeza, me explicó con una sonrisa comprensiva que los días «libres» en el hospital le habían dado la oportunidad de leer sobre el infarto y descubrir que el optimismo acelera la cura y prolonga la esperanza de vida de quienes lo sufren.

En efecto, las personas que sufren un infarto de miocardio y se sienten esperanzadas y confiadas en su capacidad de recuperación tienen más probabilidades de sobrevivir que aquellas que reaccionan con angustia y desesperanza. Su optimismo les ayuda a autorregular sus emociones negativas y a reducir su vulnerabilidad a las complicaciones. Por añadidura, el talante positivo de estos enfermos no solo es beneficioso para ellos, sino que también tiene un efecto esperanzador en sus familiares, amigos y cuidadores. Estos resultados sugieren que el optimismo puede ser un importante recurso psicosocial para extender la esperanza de vida en la población adulta.

En definitiva, una actitud confiada y esperanzada estimula los dispositivos curativos naturales del cuerpo y de la mente y nos anima a adoptar hábitos de vida saludables. Cualquier daño a nuestro bienestar se hace más llevadero si contamos con la ilusión y la determinación que nos proporciona la esperanza activa.

Conseguir información clara y fiable

Con independencia de los males y dificultades que nos acechan, lo que nos imaginamos a menudo es peor que la realidad. La fuente principal de angustia de muchas personas que se sienten vulnerables por presiones internas o de su entorno no son tanto las amenazas reales como los temores imaginarios. Por este motivo, enterarnos de qué es lo que verdaderamente nos está pasando ayuda a mantenernos con los pies sobre la tierra y a sentirnos más seguros. Cuanto mejor informados estemos, menos susceptibles seremos a las especulaciones catastrofistas que hacen temblar las bases de nuestro bienestar.

En situaciones generales adversas duraderas, como las crisis económicas globales, las pandemias o las guerras en las que nos sentimos amenazados e impotentes ante fuerzas superiores que no entendemos, contar con fuentes fiables de información que sustenten nuestro conocimiento y confianza nos ayuda a programarnos y mantenernos más tranquilos. Pero ¡cuidado!, pasar horas y horas siguiendo las noticias, sometidos a una serie interminable de eventos amenazadores, no solo fomenta en nosotros temores obsesivos, sino que, además, nos roba un tiempo valioso que podríamos dedicar a diversificar el día y practicar tareas gratificantes.

Los medios responsables informan, pero también avivan la vulnerabilidad de la población con revelaciones de desastres tan excepcionales como lejanos. Aunque se sabe que «las buenas noticias no son noticia», muchas personas equiparan los acontecimientos aberrantes que ocupan los titulares de los medios con la vida real. Les confieso que cada día me repugna más la parcialidad de los medios por las atrocidades y su ceguera ante los frutos diarios de la solidaridad humana. Creo que el título, en lugar de Noticias, debería ser Malas Noticias o Sucesos Nefastos Excepcionales.

Especialmente perturbadora es la sospecha de que ciertos medios y redes sociales puedan estar fomentando la desinformación y el miedo colectivo con el fin de estimular entre los ciudadanos el espíritu de unidad conformista y conseguir su apoyo a «medidas excepcionales» que restringen las libertades o permiten abusos que, en condiciones normales, no serían admisibles. No cabe duda de que la sensación de ser utilizados desencadena más inestabilidad, al minar la confianza en las instituciones encargadas de mantener la estabilidad y la salud pública.

Sea cual sea la adversidad que conmueve nuestro bienestar, la información relevante, veraz, inteligible y manejable es una herramienta utilísima de protección. Incluso en situaciones sin solución inmediata, el conocimiento informado nos induce una dosis de tranquilidad que sería imposible mientras exista la duda. La información más beneficiosa es la que separa claramente las posibilidades reales de las especulaciones dudosas, y la que incluye las recomendaciones de expertos que nos ayudan a entender las causas y los remedios de nuestra inseguridad.

Cuando la adversidad que nos aflige es una enfermedad, poseer información correcta sobre el mal que nos aqueja nos protege de los sentimientos de desconcierto e indefensión. Sin duda, la creciente divulgación sobre temas de salud ha resaltado los beneficios del conocimiento de las causas de muchas enfermedades a la hora de prevenirlas, tratarlas y curarlas. En este terreno, el papel de guía recae sobre los profesionales de la salud. Sin embargo, para que puedan cumplir con su misión, es indispensable que los pacientes depositen en ellos y ellas su confianza.

Ponernos en las manos de los médicos que consideramos expertos en la enfermedad que nos aqueja no quiere decir que renunciemos a aportar nuestros propios valores y deseos a la hora de tomar decisiones sobre el tratamiento. Esto es lo que en la actualidad se conoce en medicina como decisión compartida, en la que el médico aporta su saber y el enfermo, sus deseos. En esta situación es importante que la información por parte del médico explique el problema de una forma clara y completa y que, además, incluya las opciones para tratar la dolencia. A mi modo de ver, estas decisiones compartidas reconocen el papel esencial que juega en la vida el poder seleccionar libremente y con conocimiento el tratamiento médico que recibimos.

Es un hecho que cuando nos encontramos en condiciones adversas que alteran nuestro bienestar, la información clara y fiable evoca en nosotros seguridad y confianza. La incertidumbre se hace más llevadera si contamos con la perspectiva que da conocer la verdad y las opciones a nuestro alcance para volver a *estar bien*.

Conservar la memoria autobiográfica positiva

Los recuerdos que guardamos de las experiencias que vivimos y que situamos en un tiempo y lugar determinados forman la historia de nuestra vida, la narrativa de nuestra biografía. Por eso, a la memoria que se encarga de almacenar esos recuerdos se la conoce por memoria autobiográfica. En situaciones comprometidas en las que tenemos que proteger o recuperar nuestro bienestar, a la hora de asumir el centro de control y tomar decisiones, a menudo echamos mano de situaciones similares pasadas, grabadas en ese diario personal que llevamos siempre con nosotros.

Ahora bien, la memoria autobiográfica no es un disco duro en el que conservamos perfectamente los hechos tal y como ocurrieron en su momento. Una cualidad fascinante de esa memoria es su poder para reconstruir el escenario y los acontecimientos que almacena del pasado y hacerlos coherentes con nuestra perspectiva del presente. Por otro lado, también controla la permanencia de lo que guarda mediante el olvido y borra de forma selectiva gran parte de la información que graba. A menudo, el olvido es saludable psicológicamente, pues, con el paso del tiempo, los avatares más penosos del pasado pierden nitidez y se convierten en estampas imprecisas e indoloras.

La memoria no solo se permite almacenar y evocar hechos concretos, sino que también guarda nuestras interpretaciones de esos hechos y los sentimientos que los acompañaron en su momento. Por eso, los recuerdos nos ayudan a formular y justificar nuestras decisiones y a dirigir nuestra vida *aquí y ahora*. Una visión favorable del pasado nos predispone a abordar con confianza los retos que se cruzan en nuestro camino, mientras que una perspectiva negativa del ayer puede bañar de desconfianza el presente.

A la hora de elegir recuerdos autobiográficos, además de la historia de nuestra vida, también van a influir en la selección el estado de ánimo y las circunstancias del momento. Un estado de ánimo positivo estimula los recuerdos placenteros y bloquea los desagradables. Por el contrario, las personas angustiadas tienden a desenterrar los infortunios y a pasar por alto los instantes dichosos. Igualmente, al reflexionar sobre su vida pasada, quienes tienden al pensamiento positivo emplean una mayor dosis de comprensión consigo mismos y piensan que, en retrospectiva, hicieron lo mejor que pudieron, mientras que las personas depresivas son más propensas a recordar los infortunios. Con todo, en condiciones normales, la memoria da trato prioritario a los buenos recuerdos. Decenas de experimentos demuestran que, en general, nos acordamos de más experiencias positivas que negativas.

Hagamos un paréntesis y veamos: hagan una lista de los veinte recuerdos de su vida que les vienen en este momento a la mente, sin consultar su diario. Lo más probable es que la mayoría sean recuerdos de eventos favorables o experiencias positivas. Y es que, como ya he dicho, tendemos a recordar preferentemente los buenos momentos de la vida, los éxitos, las relaciones enriquecedoras y los acontecimientos gratificantes. La visión favorable del pasado —«en general, las cosas me han ido bien»— alimenta nuestro bienestar y nos predispone a confiar en las posibilidades de superar los desafíos en el presente. Evocar con palabras los retos pasados que superamos también nos protege de la desilusión y nos sirve de estímulo para resistir —«Mi experiencia me ha preparado para superar los contratiempos», «Lo lograste en aquella prueba y lo lograrás también en esta»—.

En cuanto al contenido de los recuerdos felices que grabamos en la memoria autobiográfica, los temas pueden ser múltiples. En el capítulo de «Ingredientes de estar bien» ya vimos la importancia de las experiencias placenteras o hedónicas, como los momentos de placer corporal o emocional en el contexto de actividades deleitables o de relaciones románticas, y también de las experiencias gratificantes eudemónicas que vivimos en esos momentos en los que nos consideramos competentes y eficaces por haber conseguido metas personales de las que nos sentimos orgullosos.

La importancia de la memoria autobiográfica crece con los años. Con el paso del tiempo, el futuro se contrae y se une al presente. Las personas mayores que repasan con benevolencia el ayer y se reconcilian con los conflictos o los errores que no pudieron prevenir y con las oportunidades perdidas perciben y afrontan los retos del presente con especial tranquilidad y confianza.

En definitiva, aunque la tarea más conocida de la memoria sea la de almacenar y reproducir sucesos pasados, lo cierto es que la memoria es selectiva y su funcionamiento tiene mucho que ver con nuestra forma de ver la vida y con las decisiones que tomamos para cuidar el bienestar. Por eso es tan importante tomar nota de las victorias y experiencias positivas y tenerlas siempre a mano en nuestra autobiografía de bolsillo.

Adoptar el estilo explicativo favorable

¿Verdad que el cerebro no tolera el vacío que crea la falta de explicaciones? Los seres humanos sentimos una irresistible necesidad de dar sentido a las cosas que nos afectan y no descansamos hasta que nos las explicamos. Y es que sin razonamientos consoladores, la vida sería insufrible. Cuántas veces nos vamos a la cama cansados, después de un día de labores intensas, y nos decimos en voz alta algo así como: «Es que no me puedo dormir hasta que no me explique por qué mi jefe me ha dicho esto...» o «por qué mi hija hizo aquello...». En raras ocasiones nos agarramos a la incómoda noción del misterio o la ignorancia antes de dejarnos caer en los brazos de Morfeo.

Con los años, todos desarrollamos un estilo explicativo o una forma particular de interpretar los comportamientos, tanto los nuestros como los de las personas que nos rodean, así como de las situaciones que vivimos. Durante la infancia las explicaciones que seleccionamos suelen parecerse a las que escuchamos de nuestros progenitores, sobre todo si los consideramos personas comprensivas y competentes. Los juicios que los padres y educadores emiten sobre la conducta de los pequeños moldean sus opiniones. Por ejemplo, las explicaciones positivas globales de sus logros —«Carolena, te ha salido bien el dibujo porque eres una niña muy creativa»— o las interpretaciones limitadas de sus fracasos —«No te ha salido este dibujo tan bien como te gustaría porque ahora estás cansada»— protegen la autoestima y fomentan razonamientos positivos. La explicación opuesta, negativa o pesimista hubiera sido: «Mira, Carolena, esto de dibujar no es lo tuyo...».

En general, mientras la perspectiva positiva nos estimula a elaborar explicaciones favorables que minimizan los efectos negativos de los fallos o reveses en nuestro día a día, las explicaciones negativas o pesimistas alimentan la desconfianza y el fatalismo.

El estilo explicativo suele incluir cuatro elementos. El primero es la duración que le damos a las circunstancias que nos afectan. Aunque lo normal es que las adversidades nos hagan a todos sentirnos mal y nos preocupen, es aconsejable pensar que se trata de desventuras pasajeras de las que nos recuperaremos. En el extremo opuesto se encuentran las personas que tienden a considerar que los efectos de las desdichas son permanentes. Veamos, por ejemplo, el caso de una mujer que al explicar la discusión que tuvo con su pareja, después de que él regresase del trabajo malhumorado e irritable, lo achaca a una circunstancia concreta y eventual: «Algo le ha debido de ocurrir a Luis en la oficina para que esté hoy de tan mal humor». Una interpretación negativa de la misma situación hubiera tenido el matiz de algo más permanente: «Esta discusión con Luis es una prueba más de su mal carácter y no tiene remedio».

El segundo elemento de las explicaciones es la intensidad que le asignamos al impacto de los problemas que nos alteran. Las explicaciones favorables limitan sus efectos y evitan establecer generalizaciones fatalistas, como asumir que van a dañar la totalidad de la persona y las consecuencias serán generales e insuperables. Por ejemplo, después de que su propuesta de un nuevo proyecto fuese rechazada por la encargada del departamento, el empleado concluye: «La jefa no ha sido objetiva en esta ocasión, no ha sabido captar todas las ventajas del proyecto». Una explicación con alta dosis de derrotismo hubiera sido: «La jefa es totalmente incompetente, carece de la más mínima objetividad para poder dirigir cualquier operación, así que mi única alternativa es dimitir».

El tercer factor concierne a la responsabilidad que asumimos ante situaciones adversas. Las explicaciones más favorables son aquellas que sopesan nuestra responsabilidad y los posibles fallos de otros y no nos sobrecargan de culpa. También aquellas que catalogan los tropiezos como fruto de algún error subsanable que, a la vez, nos sirve de aprendizaje. En el extremo opuesto se sitúan las explicaciones que nos acusan totalmente de lo sucedido, no incluyen la posibilidad de reparar los desaciertos ni la oportunidad de aprender de la situación. Por ejemplo, la explicación que se da el joven universitario del suspenso en un examen: «Últimamente estoy teniendo dificultad para concentrarme», es más positiva que la interpretación de su fracaso escolar: «Soy una persona incapaz, nunca llegaré a ningún sitio».

El cuarto componente del estilo explicativo es el tipo de comparaciones que hacemos para evaluar las situaciones penosas que nos afectan. Ante las adversidades compartidas es normal comparar nuestras circunstancias con las de otros perjudicados y utilizar la comparación para aminorar el impacto de los males que nos afligen. Por ejemplo, en las crisis económicas nos consolamos comparándonos favorablemente con otros grupos: «La situación me afecta, pero no tanto como a otras personas de mi entorno, que casi no tienen para comer» o «La parte laboral está mal, pero tengo la suerte de tener buena salud, buenos amigos y contar con el apoyo de mis padres...». En los desastres naturales, expresiones como «miro a mi alrededor y reconozco que me podía haber ido mucho peor» o «por lo menos no soy el único», ayudan a soportar el abatimiento que producen las pérdidas inesperadas.

Estudios de participantes en grupos de autoayuda demuestran que mujeres con cáncer de mama, aquellas que han perdido un pecho, no pueden remediar sentirse interiormente consoladas al compararse con las que han sufrido una mastectomía bilateral. Y estas se consuelan al contrastar su situación con las mujeres cuyo tumor se ha extendido a otras partes del cuerpo. Por la misma razón, en la sala de espera de traumatólogos es tan corriente que accidentados con una pierna fracturada se sientan secretamente reconfortados al ver entrar a un desafortunado con ambas piernas enyesadas.

¿Y a que casi todos en algún momento hemos recurrido a una explicación favorable para proteger la autoestima? Por ejemplo, atribuimos los éxitos a la propia competencia y los fallos a la mala suerte. Mientras que nuestros contrincantes triunfan por casualidad y fracasan por su ineptitud. Independientemente del juicio moral que se quiera hacer de estas equiparaciones, la realidad es que la tendencia a compararnos de manera ventajosa con los semejantes es normal y entona el ánimo, al menos durante un tiempo.

En definitiva, la propensión a optar por explicaciones y comparaciones ventajosas tiene como misión protegernos de la autocrítica despiadada y del desánimo, preservar nuestro equilibrio vital y salvaguardar la ilusión en circunstancias adversas. Y es que, ante las duras amenazas a nuestro bienestar, todos necesitamos una dosis de razonamientos subjetivos consoladores.

Una estrategia inconsciente de autoprotección que quiero mencionar es el autoengaño o la sustitución mental de aspectos de la realidad por otros imaginarios. Único de nuestra especie, el autoengaño se nutre de fantasía y de la compasión hacia uno mismo. Con la ayuda de este truco mental sacrificamos la percepción correcta de la realidad a cambio de mantener el entusiasmo vital y preservar el equilibrio emocional,

superamos una realidad devastadora con una ilusión reconfortante, o neutralizamos una verdad implacable con una fa-
lacia benevolente. También nos puede servir de salvavidas a
la hora de proteger la autoestima o mantener el sentido de
seguridad bajo condiciones amenazantes.

Ciertos animales utilizan tretas engañosas con el fin de
confundir la percepción de sus compañeros de fauna y salvar el pellejo. Por ejemplo, las luciérnagas del género *Fotu-
ris* imitan el brillo de las hembras en celo del género *Fotinus*
y después de atraer al macho *Fotinus,* se lo comen. Los zo-
rros en peligro simulan estar muertos para despistar al agre-
sor, y los chimpancés cojean visiblemente en presencia de
un macho dominante para evitar ser atacados. Sin embargo,
existe una diferencia fundamental entre esos actores y nosotros. Mientras ellos probablemente no dudan de su verdadera identidad, los humanos podemos ser engatusados por
nuestras propias argucias. Vivir sin una dosis de autoengaño sería intolerable. No obstante, el resultado no es siempre
beneficioso, pues una verdad reprimida en el inconsciente
puede producir síntomas de angustia, mientras que la nega-
ción de una amenaza real puede ser la causa de que no nos
protejamos ante peligros reales.

Olvidar, perdonar y pasar página

La tendencia humana a pasar página es una cualidad
natural, favorecida por el instinto de supervivencia, que nos

impulsa a liberarnos de las experiencias dolorosas o humillantes que se estancan en la conciencia y a seguir adelante. Pasar página nos permite dejar atrás los conflictos, desengaños, males y traumas ya sufridos que alteran nuestro bienestar y recobrar el equilibrio vital. Pero esto no es todo, pasar página es saludable; beneficia al corazón, a la presión arterial, al sistema inmunológico y reduce la tensión física y emocional. Dos facultades nos ayudan a pasar página: el olvido y el perdón.

El olvido es responsabilidad de la memoria; el cemento que une todas nuestras experiencias y conocimientos, proporcionando así la consistencia y continuidad al sentido de nosotros mismos. Como preguntó a sus lectores el escritor Tennessee Williams: «¿Nunca te ha llamado la atención el que la vida sea todo memoria, excepto el momento presente, tan fugaz que no lo puedes ni agarrar?»[28]. Olvidar es indispensable; nos permite vivir tranquilos, tomar decisiones en el día a día y concebir el futuro sin sentirnos atados al pasado.

Imagínense lo que sería la existencia con una memoria imperecedera, capaz de evocar cada minuto de nuestra vida. Algunos, sobre todo de mi promoción, se imaginan que poseer semejante cualidad sería una bendición del cielo: se acabaron los lapsus de nombres, fechas o detalles de sucesos remotos. Sin embargo, la mayoría de las personas supermemoriosas, que automáticamente transforman todo

---

[28] Tennessee Williams, *El tren de la leche ya no se detiene aquí*, (1963).

lo que perciben en imágenes indelebles que almacenan a perpetuidad y reproducen con exquisita exactitud, confiesan que no olvidar es una auténtica maldición. Nos explican que evocar y rumiar sobre todos y cada uno de los días de su vida pasada es un martirio; les roba la espontaneidad, los aísla, los mantiene esclavos de recuerdos irrelevantes y de imágenes absurdas del pasado. Como ya nos advirtió William James, «acordarnos de todo nos perjudica tanto como olvidarnos de todo»[29].

La verdad es que el olvido cura muchas heridas de la vida, pues alivia poco a poco la amargura y la tristeza que provocan los reveses, facilita el proceso de duelo por la pérdida de seres queridos y nos ayuda a recuperar el entusiasmo después de sufrir enfermedades. Gracias al olvido también podemos reducir el impacto emocional que dejan en nosotros los conflictos interpersonales, las amenazas a nuestra autoestima y todo tipo de agravios. Distanciarnos de un ayer angustiante facilita el restablecimiento de la tranquilidad, tan importante para *estar bien*. Además, olvidar nos ayuda a perdonar, suaviza la rabia que sentimos o el rencor que guardamos contra quienes nos ultrajan y facilita el retorno de la paz interior.

El olvido natural que produce el paso del tiempo disminuye la agudeza y la intensidad de las imágenes, las sensaciones, las ideas y las emociones vinculadas a las experiencias adversas. En este sentido, la mala memoria no es más

---

[29] William James, *The principles of psychology,* (1890).

que un mecanismo natural que nos empuja a distanciarnos de los infortunios y nos anima a pasar página.

Por cierto, la web de internet no olvida. Sus archivos infinitos guardan toda la información que transcurre por el mundo virtual, incluyendo imágenes, experiencias, opiniones, comportamientos y comentarios que pueden ser archivados para siempre y recuperados en cualquier momento. Es decir, hoy nada se borra. Este hecho ha conmocionado la norma tan humana y eficaz que nos permite optar por el saludable «borrón y cuenta nueva» o por la idea de volver a empezar de cero.

El experto en internet Viktor Mayer-Schönberger ha escrito de forma elocuente sobre el impacto de la era digital en esa cualidad tan humana y natural que nos anima a olvidar las meteduras de pata, los fracasos, las bancarrotas o incluso a limpiar un penoso historial delictivo con el fin de motivarnos a cambiar y empezar de nuevo. Sin duda, el olvido nos ayuda a aceptar que las personas evolucionamos y cambiamos con el tiempo; aprendemos de las experiencias pasadas y nos rehabilitamos. El gran desafío ante una memoria global imborrable es aceptar esta capacidad de cambio tan humana, de un antes y un después, y el valor de las segundas oportunidades, pese a ver en internet la versión original y palpable de los errores pasados.

La verdadera cuestión, que probablemente surge en la mente de muchos, es: ¿queremos un mundo en el que nuestros tropiezos sean conservados intactos para siempre? No pasan muchos minutos sin que surjan nuevas víctimas de la memoria artificial permanente e inalterable. ¿Cómo vamos a compaginar la memoria indestructible artificial con la idea de que quienes se equivocan pueden cambiar, rehabilitarse o incluso reinventarse y, por tanto, merecen una segunda oportunidad?

Resulta curioso que, desde el principio de los tiempos, la memoria haya ido de la mano del olvido. Según la mitología griega, Mnemosina era la diosa de la memoria. Sus poderes divinos se basaban en que sabía «todo lo que ha sido, lo que es y lo que será». Precisamente, la competencia de Mnemosina no podía ser otra que Lete, la diosa del olvido, que compartía su nombre con el legendario río Lete, donde acudían los muertos a olvidar todos sus fallos y reveses terrenales. Bien mirado, los papeles de las diosas de la memoria y del olvido eran compatibles.

Gracias al olvido nos distanciamos de los daños que nos hacen los demás, lo que nos ayuda a perdonar. Aunque se suele decir que los sabios perdonan pero no olvidan, creo que sin una dosis de olvido el perdón es difícil. Perdonar es una cualidad muy útil para vivir, especialmente a la hora de resolver los conflictos de la convivencia, las decepciones cotidianas y demás situaciones en las que nuestro bienestar ha sido puesto a prueba.

Resistirnos a perdonar a quienes nos dañan de manera intencionada es una respuesta muy normal; casi todos pensamos que perdonar a los perpetradores de ciertos actos dañinos sería una incoherencia, una inmoralidad o, sencillamente, pedir demasiado. Pese a esta comprensible renuencia, la experiencia demuestra que a menudo tenemos que resolver la cuestión de perdonar antes de pasar página y recomponer nuestro bienestar. El problema de quienes no perdonan las provocaciones cotidianas de sus parejas, familiares, amigos, colegas, vecinos o extraños es que viven amargados y obsesionados con los ajustes de cuentas.

La predisposición a perdonar varía de persona a persona. En muchos casos depende de la explicación que formulen del agravio y del impacto que tuvo en ellas. De todas formas, la decisión de perdonar es un proceso mental y emocional que requiere introspección y esfuerzo. A menudo el perdón también exige un intercambio personal en el que el culpable expresa genuinamente arrepentimiento y el perjudicado lo absuelve. Sin embargo, en muchos casos, la decisión de perdonar nace en la mente de la víctima; es personal, privada, y consiste en un proceso íntimo de introspección en el que no mandan las palabras, sino los sentimientos, no se exige remordimiento explícito a los culpables ni se les exime de responsabilidad. El objetivo principal de perdonar es liberarnos de la carga emocional negativa que suponen el rencor enquistado y la identidad de víctima, para poder recuperar la paz interior y pasar página.

Al tratar el tema del perdón no podemos ignorar la importancia de perdonarnos a nosotros mismos. Todos nos beneficiamos de una dosis de autocrítica razonable y constructiva, y es normal sentirnos culpables de infortunios que causamos a otros o a nosotros. Los sentimientos normales de culpa son útiles, pues nos ayudan a examinarnos y reconocer comportamientos equivocados. En este sentido, perdonarnos es la llave de nuestra tranquilidad. Y es que, como decía el obispo sudafricano Desmond Tutu, Premio Nobel de la Paz en 1984, «sin perdón no hay futuro».

Permítanme una breve digresión sobre los beneficios de pedir disculpas por nuestras transgresiones. En esas situaciones, la expresión de remordimiento comunica a los demás nuestro pesar y las intenciones de enmienda, lo que nos humaniza y ayuda a disipar el resentimiento de las personas agraviadas. Precisamente, me llama la atención la resistencia en el campo de la medicina a pedir disculpas a los pacientes perjudicados por los errores de los practicantes. El temor al desprestigio profesional o a querellas legales es la barrera, pese a que está demostrado que cuando los médicos admiten sus fallos, explican los hechos y piden disculpas, los enfermos perjudicados se inclinan menos a denunciarlos públicamente o a plantearles una demanda legal. Un «lo siento» a tiempo, además de ser una muestra de comprensión y respeto, demuestra que somos conscientes de los errores y comunica nuestra intención de prevenir fallos similares en el futuro. En mi mundo de la salud, he podido comprobar en incontables ocasiones que una disculpa sincera y oportuna es el «superpegamento» que repara casi todo[30].

---

[30] Lynn Johnston, caricaturista canadiense.

Aunque hay personas que envuelven la experiencia de pasar página en un manto filosófico, la realidad es que es parte integrante de esa fuerza natural que nos libera de los amargos momentos del pasado y nos inspira a concentrar las energías en dirigir con entusiasmo nuestro día a día y en perseguir nuestras metas. De hecho, resulta difícil explicar nuestro bienestar cotidiano y convivencia gratificante sin contar con dosis abundantes de olvido y de perdón que nos permitan pasar página.

Hablarse y bien

Como seguro que ya saben, desde muy pequeños nos hablamos a solas, tanto en voz alta como en voz baja. El psicólogo suizo Jean Piaget fue uno de los primeros investigadores que documentó que los niños ya con tres años mantienen alegres conversaciones privadas en voz alta, en las que se preguntan y se contestan sin prestar atención a su entorno. Sin embargo, desde que ponemos los pies en la guardería —y a veces antes—, cuidadores y maestros nos llaman la atención cada vez que nos ven hablando solos. Desafortunadamente, desde pequeños, en la familia y en el colegio nos inculcan la idea de que hablarnos a nosotros mismos no es normal. Con pocos años nos educan en cómo hablarles a los demás: «Luis, no interrumpas», «pide las cosas por favor», «da las gracias», «sé amable y respetuoso con los demás». Pero si nos descubren hablándonos a solas la reacción es negativa. Por eso, en la edad adulta, aunque la mayoría practicamos a diario los monólogos privados, lo hacemos con discreción, pues hablar a solas está estigmatizado con la marca de la rareza o incluso de la locura.

Les confieso que mis soliloquios privados de pequeño fueron escenarios de luchas conmigo mismo y también de oportunidades. Recuerdo que ya a los ocho años, después de haber provocado con mi hiperactividad una respuesta disciplinaria por parte de mis mayores, me asaltaba a mí mismo con preguntas en voz alta como: «¿Y quién demonios te manda incordiar tanto?». Y me contestaba con los mismos calificativos que los adultos solían utilizar para describirme:

—Es que no te quedas quieto… Siempre hablando… No te fijas…

Fue en esa etapa de mi vida cuando descubrí que los monólogos íntimos me ayudaban a recapacitar y a explicarme mis comportamientos y distracciones. También me servían para desahogarme, lo que aliviaba pasajeramente mis temores. Me di cuenta, además, de que podía frenar mi locuacidad con toques privados de atención como «¡cállate», «¡espera!», «¡presta atención!», sobre todo en circunstancias difíciles e intensas que ponían a prueba mi estabilidad emocional. De mayor, el diálogo interior sigue siendo muy útil para regular mis impulsos y fortificar la confianza y la resistencia en tareas que requieren un esfuerzo continuado.

Sin duda, las conversaciones privadas nos ayudan a enfocar nuestra atención, a controlarnos, a analizar las opciones, a guiar las decisiones, a concentrarnos en los pasos que debemos dar, y a mantener la fuerza de voluntad y la confianza necesarias para conseguir las metas que nos proponemos. Además, el lenguaje privado puede ser muy eficaz a la hora de conseguir, mediante reflexiones internas, estados saludables de relajación, tranquilidad y paz mental. Está comprobado que esos estados anímicos de serenidad van acompañados de una disminución de la presión arterial, a la vez que la respiración se hace más sosegada y regular. Y esto no es todo, pues hay situaciones de prolongada soledad y vulnerabilidad en las que nuestra resistencia va a depender de la capacidad para mantener vivas las conversaciones con nosotros mismos.

Cuando analizamos nuestros soliloquios, una pregunta importante es cómo nos tratamos: las cosas que nos decimos cuando nadie nos escucha suelen ser ¿positivas o negativas?, ¿constructivas o destructivas?, ¿nos tratamos con comprensión o intolerancia?, ¿nos infundimos esperanza o desánimo? Ese consejo, tan sencillo y universal, de «trata a los demás como quieres que te traten», ha sido considerado un principio moral durante milenios en todas las culturas. En sus diferentes versiones, se alza como una pauta que nos invita a ser coherentes en nuestras relaciones y en la convivencia diaria. En lo que respecta al lenguaje interior y a nuestros discursos privados, la versión de esa regla de oro debe ser: «No te digas lo que no quieres que te digan los demás», «háblate a ti mismo como te gusta que te hablen».

Si analizamos la forma de valorarnos interiormente, se hace evidente que los juicios que hacemos de nosotros mismos, sean globales o específicos, tienen un componente de pensamiento —qué es lo que pienso de mí— y otro de sentimiento —cómo me siento conmigo mismo—. Estos dos componentes son inseparables. Siempre que opinamos sobre nosotros en nuestros soliloquios, la opinión va acompañada de un tono emocional afín. De modo que si el juicio de valor es favorable, el sentimiento que lo acompaña es placentero, pero si nos consideramos inadecuados, nos sentimos mal. Así, la autoestima saludable va acompañada de expresiones de competencia y de sentimientos de satisfacción. En el otro extremo, las palabras de condena a uno mismo van unidas a sentimientos de enojo, culpa o decepción. El cerebro se encarga de asegurar esta congruencia entre lo que pensamos y lo que sentimos.

Todos abrigamos la necesidad de aceptarnos y apreciarnos. Si nos escuchamos, notaremos que alimentamos la autoestima mencionando nuestra capacidad de amar, los principios sociales, los comportamientos constructivos o la habilidad para alcanzar los objetivos que nos proponemos. Y es que la autoestima es un ingrediente determinante de la sintonía interior, de la seguridad y de nuestra disposición ante la vida.

Frente a los fallos y tropezones que amenazan el bienestar, nos ayuda darnos explicaciones que nos favorecen.

Por ejemplo, ante conflictos en las relaciones, problemas laborales o reveses en lo que nos proponemos hacer en la vida, es importante que nuestro lenguaje privado sea comprensivo con nosotros mismos, que no nos sobrecarguemos de culpa y que nos demos apoyo. Igualmente, es esencial que demos argumentos positivos a nuestros comportamientos y a las experiencias que vivimos.

Hablarnos bien es también una estrategia muy efectiva para fortalecer la resistencia física y mental en momentos espinosos. Las palabras estimulantes que nos decimos alivian la sensación de agotamiento, nos animan y alimentan la motivación para persistir. Estoy convencido de que todos esos maratones que he corrido por las calles de Nueva York, acabados a duras penas, pues soy un vencedor lento, no hubieran sido posibles sin soliloquios. Unos me animaban a voz en grito: «¡Dale!... ¡No te rindas!... ¡Bebe agua!... ¡Lo conseguirás!...». Otros eran inspiradores como la máxima de Martin Luther King Jr.: «Si no puedes volar, corre; si no puedes correr, anda; si no puedes andar, gatea; pero hagas lo que hagas, ¡sigue avanzando!».

También es importante aprender a utilizar monólogos internos que nos ayuden a regularnos, a guiarnos y aconsejarnos para resistir impulsos nocivos, echar el freno para evitar enfrentamientos innecesarios y gestionar nuestro día a día. El lenguaje privado de los grandes deportistas es el mejor ejemplo de soliloquios programados para nutrir la confianza y la resistencia. El objetivo de sus monólogos es mantener en todo momento un alto nivel de ánimo, motivación y una indestructible perspectiva optimista. Son cualidades mentales que se encargan de alimentar la confianza y la firme expectativa de triunfo. Los atletas que califican para los Juegos Olímpicos se hablan a sí mismos durante las prácticas y las competiciones más que aquellos que no califican para los Juegos. Sus entrenadores a menudo los acostumbran a hacerlo antes del encuentro diciéndose en alto expresiones positivas o instructivas, como «¡eres el mejor!» o «cuenta tres antes de sacar».

En momentos de peligro, las personas que se hablan y se persuaden de que dominan sus circunstancias o de que la solución está en sus manos resisten mejor la adversidad que quienes se convencen de que sus decisiones no cuentan y ponen sus esperanzas en fuerzas externas, como el destino o la suerte. Igualmente, en situaciones desafortunadas, quienes recurren a comparaciones ventajosas con otros damnificados, o al «podría haber sido mucho peor», se protegen más que quienes se comparan con los más afortunados. Y es que ante las duras adversidades, los argumentos íntimos alentadores nos ayudan. Esto explica que lo normal sea atribuir los logros a la propia competencia y los fallos a la mala suerte, o sentirnos más responsables de los éxitos que de los fracasos.

La realidad es que desde pequeños la persona con la que pasamos más tiempo y la que ejerce más influencia en nosotros es uno mismo. Tiene sentido, pues, aprender y practicar el arte de hablarnos de la forma más comprensiva, constructiva y saludable, en especial a la hora de protegernos del desánimo y fomentar sentimientos agradables.

Conversar y compartir (incluidas las mascotas)

Verbalizar y compartir las circunstancias y las sensaciones que nos agobian es saludable. Al narrarlas en voz alta nos desahogamos, organizamos nuestros pensamientos y las hacemos más llevaderas. Pero eso no es todo, pues al compartirlas con personas receptivas nos abrimos al apoyo solidario. No olvidemos que la solidaridad es una fuerza natural muy potente que nos une y promueve sentimientos de seguridad y esperanza, amortigua la angustia que nos causan los infortunios y protege nuestra satisfacción con la vida en general. Todos nos beneficiamos de las expresiones de empatía y ánimo que recibimos de quienes nos escuchan. Y si la conversación incluye a personas que han pasado por circunstancias similares, nos infunde el sentimiento tranquilizador de universalidad, la sensación de que «no soy el único».

Conversar con seres queridos, amistades o personas con las que compartimos valores o temas de interés figura entre las actividades más populares para disfrutar y mantener un estado de ánimo positivo. Las personas comunicativas que se enfrentan a situaciones difíciles experimentan menos alteraciones en las pulsaciones cardiacas, en la presión arterial y en los niveles de cortisol.

Mi buen amigo y admirado cardiólogo Valentín Fuster, también vecino de Nueva York, con quien tuve hace unos años la enorme suerte de escribir un libro sobre la relación entre el corazón y la mente, suele decir que comunicarse es bueno para el corazón. La razón es que al ponerle palabras y verbalizar las preocupaciones y temores que nos agobian reducimos su intensidad emocional, lo que hace que nos tranquilicemos y que el corazón se relaje. A través del habla nos desahogamos, nos liberamos de pensamientos estresantes y nos aliviamos de emociones angustiosas.

Hablar es saludable para el cuerpo y también para la mente. Evocar, ordenar y describir en voz alta los recuerdos, las molestias corporales y los sentimientos de miedo, dolor, confusión, vulnerabilidad o indefensión nos permite transformarlos poco a poco en pensamientos coherentes de intensidad manejable, lo que minimiza la posibilidad de que provoquen ansiedad crónica y ayuda a neutralizar los efectos dañinos del estrés.

Pese a los muchos años que llevo practicando medicina y psiquiatría, no deja de maravillarme el poder terapéutico del habla. A través de las palabras ayudamos a nuestros pacientes a desahogarse, a analizar los sentimientos y conductas que les preocupan, a resolver conflictos y a recuperar o mantener su satisfacción con la vida. Animar a los pacientes a expresar sus emociones con palabras y narrar los pensamientos y miedos que les abruman son herramientas terapéuticas básicas porque alivian los temores, la confusión y la intranquilidad. La narrativa es una forma saludable de organizar las ideas angustiosas, quitarles intensidad emocional y convertirlas en pensamientos más manejables. En definitiva, el objetivo es aliviar los pensamientos agobiantes, calmar los temores angustiosos y deshacerse de los «parásitos de la mente»[31].

En este sentido, está comprobado que la participación en grupos de autoayuda estimula la esperanza y la calidad de vida en quienes sufren enfermedades crónicas como diabetes, asma, artritis o psoriasis. Los aquejados por estas dolencias que participan en sesiones donde comparten sus experiencias experimentan una mejoría en sus síntomas. No cabe duda de que contar las adversidades que se cruzan en nuestro camino nos permite recibir de quienes nos escuchan consejos o posibles fórmulas para aliviar el estrés o la pena que sentimos.

Es verdad que no todos tenemos facilidad para hablar sobre temas personales, ni nos sentimos cómodos describiendo lo que sentimos. La predisposición a contar intimidades y expresar sentimientos es individual y está condicionada por nuestro temperamento, por las experiencias pasadas y las costumbres y expectativas del entorno social. Lo importante que hay que tener en cuenta es que el objetivo de compartir las preocupaciones es desahogarnos, ponerlas en perspectiva y deshacernos de esos secretos venenosos que tanto daño nos pueden causar a largo

---

[31] Expresión del neurólogo francés Jean-Martin Charcot (1840).

plazo. Por ejemplo, está demostrado que quienes graban en un magnetófono los detalles de sus experiencias traumáticas como si se las estuviesen narrando a un amigo o a un terapeuta, aunque en realidad no las compartan, organizan mentalmente mejor esas experiencias, las superan y se recuperan física y emocionalmente antes que quienes las reprimen en imágenes mudas dolorosas.

También los niños pequeños que afrontan adversidades encuentran consuelo cuando personas de su confianza los animan a contar sus miedos, a pintarlos o a representarlos jugando con sus muñecos. El alivio es aún mayor si, además, los escuchan con atención, contestan a sus preguntas con palabras sencillas y refuerzan en los pequeños la idea de que lo que sienten es real y merece consideración y respeto. A los niños les tranquiliza sentir que cuentan con la comprensión, la protección y la ayuda de sus padres, familiares o cuidadores en esos momentos en los que el mundo les parece menos seguro.

Es un hecho establecido en todos los lugares del planeta que hablarnos y hablar para comunicarnos son actividades que fomentan y protegen nuestro bienestar en su sentido más amplio. Prestar atención al lenguaje, moldearlo y utilizarlo para que cumpla al máximo su misión saludable es una inversión altamente rentable.

No quiero dejar el tema de hablar y compartir sin mencionar los beneficios de comunicarnos con animales domésticos a los que atribuimos cualidades humanas e incluso consideramos miembros de la familia, sean perros, gatos, pajaritos o caballos. Está demostrado que crear lazos afectivos y hablar a las mascotas estimula el bienestar emocional y físico, al promover la alegría y distraer de las preocupaciones, además de disminuir la presión arterial y las pulsaciones cardiacas. Y aquellas personas que sufren enfermedades crónicas son mucho menos propensas a deprimirse. Además de ayudar a practicar la extroversión y combatir la soledad, las mascotas aumentan las posibilidades de sus dueños de conectar y conocer a otras personas. Por ejemplo, debido a su adaptabilidad, los perros son los animales de compañía más populares; evocan ternura y amistad. Es un hecho evidente que cuando vamos paseando acompañados del perro se nos acercan más personas y mantenemos conversaciones más largas que cuando caminamos solos.

Quienes se comunican regularmente con animales no tardan en notar los efectos saludables. Son muchas las personas que después de un día abrumador se relajan parloteando a sus mascotas, lo que les permite desahogarse y expresar sus sentimientos sin ser juzgados. Pero la comunicación no es todo, pues al ser el habla con nuestro interlocutor animal en una dirección nos da la oportunidad de escucharnos a nosotros mismos como si fuesen soliloquios, entender mejor los motivos de nuestro estado de ánimo e, incluso, intuir la solución del problema que estamos compartiendo con el animal. De esta forma, lo que comienza por una charla con la mascota se convierte en un ejercicio positivo de introspección.

Sigmund Freud, el neurólogo austriaco creador del psicoanálisis el pasado siglo, que persuadía a sus pacientes a hablar sin ninguna inhibición sobre su vida, incluida la sexualidad, los sueños y las experiencias traumáticas, fue un gran defensor del papel terapéutico de las mascotas. Usaba a su perro Jofi, un chow chow, durante las sesiones de psicoterapia para disminuir la ansiedad y facilitar la comunicación con sus pacientes. Freud solía decir: «El perro nos brinda afecto sin ambivalencia, con sencillez, ama a sus amigos y muerde a sus enemigos; sin embargo, las personas en todo momento mezclan el amor y el odio en sus relaciones»[32]. Hoy, la terapia asistida con animales se practica para ayudar a personas de todas las edades, especialmente cuando la soledad invade sus vidas. Son compañeros del reino animal que facilitan la expresión de sentimientos, reavivan los recuerdos agradables y crean un ambiente hogareño.

En definitiva, hablarle al perro, al gato, al pajarito o al caballo nos anima y nos da tranquilidad y seguridad en momentos inciertos en los que nos sentimos vulnerables. Son seres receptivos, nos aceptan como somos, sin enjuiciarnos ni cuestionarnos. Además, proporcionan una forma de satisfacer la necesidad de contacto físico. En mi opinión, son excelentes terapeutas, no te hacen preguntas indiscretas, no te juzgan y ¡guardan los secretos!

---

[32] Sigmund Freud, *The diary of Sigmund Freud 1929-1939: A Record of the final decade,* Prentice Hall and IBD, 1993.

Festejar momentos felices sin psicoanalizarlos

Anunciar, compartir y celebrar los buenos momentos es muy sano y nos ayuda a prolongarlos y a disfrutar las reacciones solidarias de alegría de quienes nos escuchan. Pero no recomiendo entrar a fondo en su análisis minucioso. Una cosa es saborear y festejar los tiempos dichosos y otra psicoanalizarlos o hacerles la autopsia. Desmenuzar y analizar metódicamente los ingredientes de las experiencias felices reduce su encanto, su magia y las transforma en sucesos corrientes y ordinarios. Cuidar el hechizo de esas experiencias es importante.

Las personas que analizan a fondo experiencias felices no tardan en notar que pierden gran parte de la intensidad emocional positiva que sentían. La intelectualización de estas experiencias reduce su vigor placentero. Y eso no es todo, pues el análisis, paso a paso, de las circunstancias y detalles de una gran alegría o un gran triunfo puede llevarnos incluso a cuestionar nuestra buena fortuna —«ahora que lo analizo, pienso que no me lo merezco», «todo ha sido cuestión de suerte», «realmente no fue para tanto»— o incluso a anticipar obsesivamente el rechazo de otros por envidia.

En mi experiencia, a no ser que haya una razón poderosa que justifique el examen minucioso de los momentos dichosos, no lo aconsejo. El microscopio y la disección de esas vivencias afortunadas tan especiales reducen su intensidad emocional positiva e, incluso, pueden evocar en nosotros sentimientos de duda, culpa o preocupación. Las emociones positivas agudas deben ser cuidadas para que fortalezcan nuestra satisfacción con la vida diaria, capitalicen nuestra buena fortuna y fomenten en nosotros alegría y actitudes esperanzadas. Las alegrías nos protegen del estrés, de la ansiedad y de las preocupaciones obsesivas. Además, nos inspiran y animan a disfrutar de las fuentes normales de gozo que nos ofrece la vida en el contexto de nuestras relaciones, actividades y aficiones. Por eso es tan importante cuidarlas y no robarles el hechizo o el encanto.

En definitiva, la tendencia a saborear las experiencias placenteras, recordarlas y predecir futuros acontecimientos dichosos es un ejercicio saludable que protege el bienestar emocional. Verbalizar y revivir de manera espontánea momentos maravillosos de triunfo, sin entrar en análisis rebuscados, ayuda a mantenerlos vivos, llenos de encanto y de emociones gratificantes. Por el contrario, descuartizarlos y psicoanalizarlos metódicamente les roba sus efectos vivificantes.

Cultivar el sentido del humor

No me canso de evocar el día, ya lejano, que le pregunté a mi madre, ya mayor:

—Mamá, cuando te mueras, ¿qué prefieres, que te enterremos o que te incineremos?

—Luis —respondió, mirándome con una pícara sonrisa—, ¡dame una sorpresa!

Y los dos rompimos a reír.

Cuando explicamos los retos a nuestro bienestar en un contexto humorístico los afrontamos mejor. El sentido del humor nos ayuda a distanciarnos emocionalmente de la situación que nos estresa al rociarla de comicidad. Desde luego, ante una emergencia o situación crítica que requiere atención y reacción inmediatas, como un siniestro, por ejemplo, ponernos a contar chistes no es recomendable. La mayor utilidad del sentido del humor está en la interpretación de situaciones cargadas de incongruencias. Estoy totalmente de acuerdo con el principio de que «todos los botiquines deben incluir una dosis de sentido del humor». En mi trabajo docente advierto a los estudiantes que en las crisis prolongadas, el sentido del humor es algo muy serio.

Numerosos supervivientes de desastres duraderos afirman que el humor les ayudó a resistir. Un clásico en este sentido fue el neurólogo y psiquiatra vienés Viktor Frankl, que milagrosamente sobrevivió a tres años de internamiento en los campos de concentración nazis de Auschwitz y Dachau. El doctor Frankl aconsejaba darle a la vida una dosis de humor para tranquilizarnos, ayudarnos a soportar el sufrimiento y vencer la adversidad. Hoy sabemos que el humor nos hace más resistentes al estrés, facilita un distanciamiento emocional de la situación que nos abruma, nos ayuda a conectarnos con los demás y promueve la cooperación entre las personas.

El sentido del humor también ayuda a afrontar mejor las enfermedades. Por ejemplo, en 2006, un equipo de psicólogos dirigido por Sven Svebak demostró que entre los enfermos de insuficiencia renal avanzada en tratamiento de diálisis o riñón artificial, aquellos que poseían un alto sentido del humor adoptaban una perspectiva más desenfadada y liviana de su enfermedad y vivían más tiempo.

El humor a menudo toma la forma de chistes, esas historias breves, ocurrentes y graciosas que se cuentan para provocar sorpresa y risa en quienes las escuchan. Suelen ser juegos de palabras o conceptos de connotaciones cómicas, argumentos de doble sentido y cierta dosis de incoherencia. Los chistes tienen una función social y buscan conectar a la persona que los cuenta con su audiencia provocando risas o carcajadas.

La risa es una expresión física que consiste en la contracción simultánea de los músculos de la cara, acompañada de respiraciones espasmódicas y de sonidos entrecortados. Por lo general, es una muestra de júbilo o diversión. Reírnos con ganas en respuesta a una interpretación chistosa de uno mismo o de una situación que nos preocupa nos libera de la tensión que acumulamos y nos ayuda a sortear momentos comprometidos o estresantes. Una buena carcajada nos oxigena y alimenta en nosotros una perspectiva jovial y despegada de la vida. Además, la risa y la alegría se conectan en ambas direcciones: del mismo modo que la risa provoca en nosotros emociones alegres, la alegría también produce la risa. De ahí la risoterapia, una práctica antigua que busca producir beneficios emocionales por medio de la risa. Suele llevarse a cabo en sesiones de grupo, durante las que se aprovecha el poder contagioso de la risa con el fin de eliminar la energía negativa y provocar un estado de ánimo alegre en los participantes.

Recordar y compartir momentos espinosos, de forma que quienes nos escuchan perciban una dosis de comicidad en las historias que contamos, nos ayuda a restarles importancia e incluso a percibir el aspecto jocoso de la situación. Esto, precisamente, es lo que experimenté cuando decidí compartir mi experiencia de novato en mis primeros días de médico interno en Nueva York. Ocurrió en mi primer día de guardia. Me encontraba leyendo tranquilamente en la biblioteca del hospital cuando oí por los altavoces:

—Doctor Marcos, *ai si iú.*

Yo entendí: «¡Doctor Marcos, *I see you*!», que para mí significaba: «Doctor Marcos, yo le veo». Perplejo, salí al pasillo para asegurarme de lo que oía y volví a escuchar el mismo mensaje. Busqué entonces al emisor del aviso, el altavoz que colgaba del techo, y respondí a voz en grito:

—*I don't see you!* —Yo no le veo.

Por absurda que parezca, esta situación se repitió unas cuantas veces hasta que un compañero latinoamericano me alertó, con una sonrisa compasiva, de que el mensaje que escuchaba era una llamada para que acudiese a la unidad de cuidados intensivos —Intensive Care Unit—, denominada habitualmente por sus siglas en inglés ICU, que se pronuncian *ai si iú*. Aunque creo que pocas veces me he sentido tan en ridículo como aquel día, escuchar las carcajadas de mis interlocutores redujo en mi mente la importancia de mi torpeza.

No cabe duda de que el sentido del humor fomenta las relaciones beneficiosas entre las personas en circunstancias adversas o incluso peligrosas. Además, empapa de gracia nuestra perspectiva de las cosas y nos ayuda a mantener una sana distancia emocional a la hora de tratar con las incoherencias y contradicciones del día a día.

Sustentar las relaciones

Está demostrado que quienes se sienten genuinamente parte integrante de una relación, sea la pareja, el hogar familiar o un grupo solidario de amistades, muestran una mayor capacidad para mantener su bienestar a lo largo de la vida que quienes viven desconectados, se sienten solos, aislados o carecen de una red social de soporte emocional.

Todos los supervivientes de calamidades prolongadas identifican como una de las claves de su resistencia a personas con las que se sintieron unidos y de las que recibieron apoyo incondicional en algún momento crucial de su vida. El efecto protector de las relaciones afectivas es independiente de la edad de la persona, del sexo, de la clase social y del estado de salud física o mental. La unión con otros en momentos difíciles estimula el sentimiento de universalidad. Y es que las desdichas están hechas para ser compartidas.

La predisposición natural para conectarnos entre nosotros nos ayuda a *estar bien*. Nuestra capacidad para crear lazos de afecto es innata. Una vez separados del cordón umbilical materno, los recién nacidos respiran por su cuenta y sus órganos arrancan y empiezan a cumplir por sí solos su misión. Pero para sobrevivir, las criaturas deberán conectarse con algún cuidador receptivo —por lo general, la madre o el padre— y comunicar sus necesidades de alimento, seguridad y estímulo con la esperanza de ser satisfechos. Con los años, los rasgos de nuestra personalidad se reflejan en la naturaleza de las relaciones que creamos y en el significado que les damos.

Desde la infancia hasta los últimos días de la vida el deseo natural de sentirnos queridos y querer a otros da lugar a uniones que refuerzan nuestra capacidad de superar los efectos nocivos de cualquier mal. En los momentos más duros de vulnerabilidad, los lazos de afecto y de apoyo mutuo se convierten en salvavidas. Está demostrado que en niños y adultos que superan condiciones nocivas de inseguridad, la conexión afectiva con otra persona fue el factor protector más importante. La cohesión familiar, el amor de pareja, el espíritu fraternal y solidario son factores protectores.

La unión con nuestros compañeros de vida constituye un remedio muy eficaz contra todo tipo de adversidad, sea un fracaso personal, una enfermedad, la pérdida de un ser querido o un percance imprevisto. Quienes se sienten genuinamente vinculados a otros seres cercanos superan los retos y escollos que les plantea la vida mejor. Sin duda, la capacidad para resistir y superar situaciones adversas —lo que hoy llamamos resiliencia— depende de múltiples factores innatos y adquiridos, pero uno indispensable es el apoyo emocional. La práctica de la medicina me ha proporcionado incontables oportunidades para observar a hombres y mujeres desafortunados que, con el apoyo y el afecto de solo un ser querido, convierten sus dificultades en estímulos vitales de supervivencia.

Aprovecho la oportunidad del tema para aconsejar a esos hombres y mujeres, «trabajólicos» incansables, para quienes trabajar y competir con el fin de alcanzar y celebrar metas profesionales constituye el centro de la vida, que no descuiden en el camino conservar y disfrutar de relaciones de amistad. Pues cuando lleguen al final de su interminable lucha vital, correrán el peligro de encontrarse y sentirse solos, desconectados emocional y socialmente. Nunca es tarde para reconstruir las amistades que descuidamos en el largo camino hacia el éxito antes de sumergirnos en la incertidumbre de la inevitable transición que tanto ha costado evadir. La compañía de buenos amigos proporciona satisfacción y significado.

Es un hecho confirmado que los lazos gratificantes de amistad, más que la inteligencia, el dinero o la fama, son pilares que mantienen la satisfacción en el día a día de las personas, protegen de los descontentos y ayudan a compensar la inevitable disminución mental y física de la vejez.

Ejercer solidaridad

La solidaridad, entendida como los sentimientos de hermandad, empatía y comprensión que nos impulsan a cuidarnos y protegernos mutuamente, es una fuerza natural que promueve confianza, seguridad, y fomenta una perspectiva comunitaria del mundo. Esta fuerza altruista reconfortante se nutre de la capacidad para situarnos genuinamente en las circunstancias de otras personas, conectarnos y ayudarlas en los momentos difíciles. La solidaridad amortigua los golpes, aplaca el estrés y la angustia que causan los infortunios. Es un hecho que en los momentos difíciles quienes se sienten comprendidos y respaldados por un grupo solidario superan mucho mejor las adversidades, pero es igualmente cierto que quienes desempeñan labores solidarias también se benefician.

Socorrer a otros en trances difíciles nos hace más resistentes al estrés y al agotamiento físico y emocional. Además, nos protege de la tendencia a aislarnos y ahogarnos en emociones negativas o pensamientos pesimistas. Está demostrado que las personas que ayudan a otras en momentos de adversidad tienen más posibilidades de superar la situación y defenderse del pánico, porque al centrar su atención en la labor de socorrer a otros dejan menos espacios abiertos para que les invada el miedo y la confusión. El papel de rescatadores refuerza en nosotros la concentración, el sentido común y la aptitud para evaluar racionalmente la realidad.

Todavía permanece imborrable en mi memoria una escena de aquel fatídico 11 de septiembre de 2001 en Nueva York, cuando miles de personas se apiñaban en las puertas de los hospitales exigiendo la oportunidad de rescatar a las víctimas de los escombros, donar su sangre para los heridos o aliviar la angustia de los damnificados. Cuarenta y ocho horas después de que se desplomaran las Torres Gemelas la lista de voluntarios y voluntarias sobrepasaba los dieciséis mil. El impulso a ayudarnos unos a otros en momentos difíciles no es nada nuevo. No es razonable pensar que la humanidad hubiera podido sobrevivir a tantas calamidades sin una dosis abundante de solidaridad.

Pero aparte de su valor como mecanismo natural de conservación de la especie y de los frutos que aportan a sus receptores, las actividades voluntarias que canalizan nuestro amor al género humano son muy buenas para la salud de quienes las practican. Quizá sea este el motivo de que entre los consejos más antiguos que se conocen destaque este de fomentar el deseo libre que nos mueve a auxiliar a nuestros compañeros de vida. Por ejemplo, las labores voluntarias altruistas son un medio para mantener relaciones afectuosas, comunicarnos y convivir. Y la buena convivencia estimula en nosotros la alegría, alivia la tristeza y constituye un antídoto eficaz contra los efectos nocivos de muchas adversidades.

Está demostrado que las tareas solidarias ayudan a paliar el dolor crónico y la depresión. También repercuten favorablemente en nuestra autoestima y nos hacen más proclives a mantener una perspectiva optimista de las cosas. Aparte de la disposición innata a apoyarnos y socorrernos en momentos difíciles, la popularidad de las actividades de voluntariado está también impulsada por el hecho de que cada día gozamos de más tiempo para practicarlas debido a la reducción de las horas laborables, la jubilación anticipada, la expansión de la tecnología de la comunicación y las redes sociales, y a la prolongación de la esperanza de vida[33].

Prestarnos desinteresadamente a ayudar a los demás repercute en nuestra identidad personal y social. Estimula en nosotros la autoestima, induce el sentido de la propia competencia y nos recompensa con el placer de contribuir a la dicha de nuestros semejantes y el orgullo de participar en el funcionamiento o mejora de la sociedad. Las personas que sienten que tienen un impacto positivo en la vida de otros sufren menos de ansiedad, duermen mejor, abusan menos del alcohol o las drogas y persisten con más tesón

---

[33] Pienso que es un hecho desafortunado que en las lenguas latinas —excepto en el portugués— todavía no exista el verbo «voluntariar» para expresar la acción de llevar a cabo actividades voluntarias solidarias, verbo que sí existe en las lenguas anglosajonas. Creo que esta omisión debería ser corregida por las academias oficiales de la lengua.

ante los reveses cotidianos. Evidentemente, la clave de la supervivencia de la humanidad está en esa fuerza vital que alimenta en nosotros el convencimiento de que la mejor inversión es el bien común.

Proteger la autoestima

Como ya vimos al principio, desde que se plantaron las semillas del estudio del bienestar subjetivo y sus ingredientes, la autoestima —la valoración que hacemos de nosotros mismos— ha jugado un papel principal. La mayoría de las personas incluye en su bienestar el sentimiento de autoeficacia o confianza en su capacidad para manejar las situaciones que se cruzan en su camino.

De todas las opiniones que formamos a lo largo de la vida, la más relevante es la que formamos de nosotros mismos. Por eso, una autoestima favorable, estimulada por la esperanza de alcanzar las metas que nos proponemos, facilita el que nos sintamos seguros de nosotros mismos y competentes en nuestras ocupaciones y relaciones con los demás. Sin duda, y como ya hemos dicho, la autoestima constituye una base primordial de nuestro *estar bien* y de nuestro nivel de satisfacción con la vida en general. De ahí la importancia de nutrirla y cuidarla.

A la hora de proteger la autoestima es importante comenzar por identificar los elementos de nuestra persona que valoramos y que juegan un papel significativo en la satisfacción con la vida. Si escuchamos nuestros soliloquios, notaremos que sustentamos la autoestima cuando reconocemos nuestras cualidades personales y sociales, así como los esfuerzos que hacemos a la hora de alcanzar los objetivos que nos proponemos.

Una costumbre perjudicial que debemos identificar y descartar es la imposición de exigencias exageradas que se traducen en esos «deberías» que son tan inalcanzables como incompatibles con la forma de ser. Nuestro foco debe concentrarse en objetivos posibles y sacarles provecho a las oportunidades gratificantes que nos ofrece la vida en el momento dado.

Las relaciones felices sustentan la autoestima al promover en nosotros la alegría, la confianza y la seguridad. Al mismo tiempo, la capacidad para negociar y resolver las desavenencias y los conflictos que inevitablemente surgen en las relaciones, sean familiares o sociales, es un componente frecuente de la autoestima saludable. Las ocupaciones gratificantes también tienen un efecto protector de la autoestima, en especial cuando practicamos nuestras habilidades. En concreto, como ya vimos, las tareas solidarias que canalizan nuestro altruismo, aparte de su valor humanitario, repercuten de manera favorable en la autoestima y nos hacen más proclives a mantener una perspectiva optimista de las cosas.

Como ya mencioné, aplicar un estilo explicativo positivo a los razonamientos que hacemos sobre las situaciones conflictivas o los fallos que cometemos también preserva la autoestima. Difuminar o quitarles peso a recuerdos de fracasos o conflictos protege la confianza en nosotros mismos. Y no olvidemos que gracias a la capacidad de olvidar, perdonar y pasar página reducimos el impacto de las decepciones y malas pasadas y evitamos que se estanquen en la memoria. Una autoestima protegida por los buenos recuerdos del pasado y la tendencia a explicar de modo beneficioso los reveses del presente constituye un pilar fundamental del bienestar.

No es recomendable situar nuestra autoestima en manos ajenas, pues nos arriesgamos y nos hace más vulnerables. Naturalmente, esto es algo inevitable en la infancia, pues para los pequeños la valoración que de ellos hacen sus padres y cuidadores es la que manda. Por eso es tan importante contar en la niñez con la presencia de adultos cariñosos que fomenten el sentido de competencia en los pequeños estableciendo metas atractivas y alcanzables. Con los años, el contador de la autoestima debe convertirse en propiedad personal e intransferible.

Es cierto que a menudo al valorarnos también tenemos en cuenta las posesiones materiales, pues la frontera entre el «mí» y el «mío» no está siempre clara. No obstante, encomendar la autoestima al mundo de lo material no es aconsejable; como ocurre cuando invertimos los ahorros en la bolsa de valores, corremos el riesgo de venirnos abajo por coyunturas externas que no controlamos, como la crisis económica que vivimos a principios de este siglo y, recientemente, las consecuencias de la pandemia del coronavirus y la profunda conmoción global provocada por la guerra en Ucrania.

A la hora de restaurar la autoestima en personas emocionalmente hundidas, es importante descartar la posibilidad de que la causa del derrumbe sean problemas emocionales, como la ansiedad crónica y demás trastornos físicos o psicológicos que requieren ayuda profesional. Los afectados por estas dolencias a menudo se sienten vencidos por el desánimo, indefensos ante la enorme distancia que perciben entre sus aspiraciones y sus posibilidades de alcanzarlas. Con todo, el veneno más nocivo de la autoestima es la depresión. El motivo es que la depresión oscurece y desfigura la capacidad para justipreciarnos, nos roba la esperanza y consume la ilusión. La depresión es causa y también efecto de la baja autoestima. No solo menoscaba seriamente nuestra autovaloración, sino que puede ser un síntoma de la autoestima dañada por otras causas. Como describí en el capítulo «Por qué no estamos bien», cuando hablo de depresión no incluyo los momentos de tristeza que salpican nuestras vidas. La depresión es una forma de pesimismo patológico que nos impregna de negatividad y de remordimientos sin bases reales, oscurece nuestra perspectiva de la vida y nos colma de desprecio hacia nosotros mismos. Por fortuna, disponemos de tratamientos farmacológicos y psicoterapéuticos muy eficaces, por lo que la mejor forma de protegernos es la detección precoz de los síntomas y el tratamiento.

En el terreno de la autoestima, los efectos beneficiosos del pensamiento positivo son fáciles de imaginar. La visión optimista nos inclina a contemplarnos y valorarnos favorablemente y a sustentar una autoestima saludable.

Practicar el arte de hablarnos es de gran utilidad a la hora de fomentar sentimientos agradables, protegernos del desánimo y defender nuestra autoestima. Como apunta el viejo proverbio, para ser felices lo primero es estar contentos con nosotros mismos y lo segundo —añado yo— es reconocerlo en voz alta.

En definitiva, la autoestima más resistente es la que, además de favorable, se basa en el conocimiento de nuestras capacidades y limitaciones. Según reza la expresión atribuida al pensador Reinhold Niebuhr (1892-1971), la autoestima que nos permite aceptar con serenidad las cosas que no podemos cambiar, nos infunde el valor para cambiar las que podemos cambiar y nos inspira la sabiduría para distinguir las unas de las otras.

Mejor prevenir que curar

Desde los albores de la civilización se han elogiado las virtudes de la prevención para evitar peligros y enfermedades. Por ejemplo, está demostrado que las personas que no fuman, no engordan demasiado ni consumen alcohol en exceso y ejercitan regularmente los órganos del cuerpo —el corazón, los pulmones, los músculos, las articulaciones, los sentidos— y las facultades del alma —la memoria, el entendimiento y la voluntad—, no solo viven más años que quienes no practican estas medidas, sino que disfrutan de mejor calidad de vida al disminuir o retrasar el desgaste natural del cuerpo y de la mente. Un principio básico en fisiología es que la falta de uso de cualquier órgano da lugar a su atrofia y deterioro. Además, si practicamos estos hábitos saludables, a la hora de partir de este mundo, la enfermedad que preceda o cause nuestra muerte será breve.

Resulta curioso que todavía abunde el rechazo a adoptar medidas protectoras eficaces, pese a que todos hemos oído desde pequeños consejos como «más vale prevenir que curar» o «mejor ponerse el parche antes de que salga el grano». Pienso que un motivo es el hecho de que la prevención da sus frutos a largo plazo, mientras que nuestra cultura celebra la gratificación inmediata. Entre las personas poco precavidas que he conocido, me llaman la atención las que muestran una tendencia natural a desafiar al peligro, a arriesgarse, a cruzar la calle con tráfico a pesar de la luz roja del semáforo. Para estos aventurados, usar preservativo o ponerse el casco de la moto roba emoción a la vida. No menos intrépidos son los devotos del fatalismo, convencidos de que es imposible, y por tanto inútil, planificar con éxito la salud futura y menos la longevidad. Otro grupo es el de los libertarios, siempre inclinados a reclamar el derecho inalienable de escoger sus propios venenos.

En mi gremio no faltan médicos que consideran más gratificante —y rentable— recetar fármacos para aliviar enfermedades que invertir su tiempo en dar consejos para evitarlas. Por otra parte, también reconozco los efectos desconcertantes que ejercen las advertencias contradicto-rias. Por ejemplo, solo hace unos meses nos anunciaban que la reducción rápida del colesterol puede causar agota-miento y que un exceso de vitamina C altera los genes; ni el yogur es tan rejuvenecedor como se creía ni los huevos tan perniciosos como se pensaba; y dos vasos de vino al día reducen el riesgo de un ataque al corazón, pero aumentan la probabilidad de sufrir cáncer de mama.

Si examinamos la historia de nuestra especie, es eviden-te que la causa más importante de la prolongación de la vida no ha sido tanto el tratamiento de las enfermedades sino, principalmente, la aplicación de medidas sanitarias preventivas, como la separación de las aguas potables de las aguas residuales anegadas de insectos y roedores que propagaban epidemias mortíferas. Es verdad que no es po-sible estar mentalizados continuamente de los peligros que encierra la existencia diaria sin angustiarnos. También es comprensible que a veces nos autoengañemos justificando comportamientos nocivos con excusas persuasivas. Pero ignorar medidas preventivas eficaces que a largo plazo nos protegen de dolencias fatales, como la hipertensión, la ar-teriosclerosis, ciertos cánceres, el enfisema pulmonar o las infecciones, es arriesgado e imprudente.

Hoy, con solo una dosis moderada de prevención, la expectativa de una vida saludable y completa es el destino de la mayoría. Por eso, las enfermedades evitables y las muertes prematuras resultan tan penosas y crueles.

Practicar la conexión cuerpo-mente

Existe una relación muy estrecha entre el cuerpo y la mente. Sin duda, ambos mantienen una relación permanente de doble dirección a través de los sistemas nervioso y endocrino. Una de las primeras muestras de esta conexión fue la observación de que las contracciones de los músculos faciales, aunque sean provocadas artificialmente, afectan al estado de ánimo. «La cara es el espejo del alma», se dice, y es que expresiones fingidas del rostro, como la risa o el llanto, terminan por producirnos los sentimientos que representan.

La conexión cuerpo-mente es bien conocida por actores y actrices que aprenden muy pronto a provocar en ellos mismos una emoción determinada ejecutando los gestos físicos que la caracterizan. También las ideas y emociones que se cuecen en el cerebro se dejan sentir en el cuerpo. ¿A que vemos con nuestros ojos y nos percibimos emocionalmente en la misma onda? Cuando nos sentimos dichosos de forma automática embellecemos el mundo que nos rodea y viceversa. Pienso que esta conexión explica la duda del príncipe en el antiguo y mundialmente popular cuento infantil *La Cenicienta:* ¿te amo porque eres bella o eres bella porque te amo?

Ser conscientes del cuerpo forma parte de los cimientos sobre los que se construye nuestro bienestar. De ahí que disfrutemos emocionalmente la sensación de dirigir sus movimientos en ejercicios, deportes, danzas, juegos y labores físicas estimulantes. Por otra parte, los masajes terapéuticos y las clases de yoga también facilitan el equilibrio corporal saludable y tienen efectos emocionales beneficiosos.

Aprender a respirar con tranquilidad y a permanecer en un estado de relajación física, incluso mientras se accede a recuerdos de experiencias desagradables, es una herramienta muy eficaz para la recuperación de estados de tensión o de ansiedad. Una práctica efectiva cada día más popular es la llamada *mindfulness* —vocablo inglés que también se suele usar en otras lenguas—. Esta forma de meditación consiste en poner toda la atención conscientemente en el momento presente con aceptación. Requiere entrenar la mente a enfocar *el aquí y ahora* en lugar de divagar entre preocupaciones, recuerdos penosos o miedos futuros. Una técnica frecuente es concentrarse en la respiración y prestar atención a los cambios que se van produciendo en el cuerpo. *Mindfulness* no solo facilita la armonía mente-cuerpo en el momento presente y ayuda a percibir interiormente la vida con plenitud y sosiego, sino que con la práctica también reduce los niveles de cortisol y alivia problemas relacionados con el estrés, el insomnio y el dolor crónico.

Desde hace varias décadas sabemos que los hombres y las mujeres que hacen ejercicio no solo viven más años, sino que disfrutan de un mejor bienestar subjetivo que quienes optan por el sedentarismo. Pero para que estas actividades físicas protectoras funcionen deben ser practicadas con regularidad. Por ejemplo, media hora de ejercicio vigoroso cuatro veces por semana es suficiente para cosechar estos beneficios y aumentar de manera notable la calidad del día a día. Innumerables estudios demuestran que el ejercicio fortalece nuestro equilibrio físico y mental, vigoriza el sistema inmunológico, facilita el riego sanguíneo del cerebro e incluso ayuda a prevenir dolencias cardiacas y metabólicas como la hipertensión, la obesidad y la diabetes tipo 2. Además, nos hace más resistentes al estrés, nos protege de la ansiedad e induce estados de ánimo positivos al incrementar la producción de serotonina en el cerebro, una sustancia que estimula sensaciones placenteras.

Hace ya un par de siglos, el naturalista francés Jean-Baptiste Lamarck, creador del término biología o ciencia de la vida, demostró que el uso continuado de cualquier músculo del cuerpo lo fortifica proporcionalmente a la duración de dicho uso. Por el contrario, la falta de uso lo debilita y lo atrofia hasta hacerlo desaparecer. Los efectos saludables y protectores de las actividades físicas regulares son un buen ejemplo de este principio biológico. La evidencia de los beneficios de la actividad física es tan amplia y convincente que, en mi opinión, todos deberíamos apuntarnos al «movimiento del movimiento».

Ponerse al día y disfrutar de cada etapa vital

La vida es cambio y a lo largo de nuestro viaje vital atravesamos diferentes etapas. Creo que el curso más reconocido es el que describió el psicólogo alemán Erik H. Erikson el siglo pasado. Según Erikson, en cada etapa del ciclo de la vida vamos satisfaciendo necesidades vitales, madurando y acumulando experiencias y conocimiento sobre lo que es vivir. Así, en la infancia construimos las bases de la confianza, la autonomía y la iniciativa. En la adolescencia nos trabajamos la identidad a través del aprendizaje y la sociabilidad. Las actividades creativas, el deporte y los proyectos solidarios son motivos muy comunes de satisfacción entre los jóvenes. En la etapa adulta resaltan la intimidad, la productividad y la creatividad. Fuentes frecuentes de dicha son las uniones románticas de pareja, las relaciones dentro de la propia familia y las ocupaciones. En la última etapa, que suele comenzar alrededor de los setenta años, contemplamos nuestros logros y satisfacemos las necesidades de integridad, aceptación y satisfacción con la vida en general.

Hoy, una vida larga y saludable ya no es el privilegio de unos pocos, sino el destino de la mayoría. El desafío que se nos plantea es ponernos al día o ser conscientes de los cambios inevitables y las prioridades de cada etapa de la vida con el fin de ajustar nuestras metas. En este sentido, es importante reconocer las expectativas y necesidades que existen tanto en la sociedad como dentro de nosotros y adaptarnos saludablemente a los cambios impuestos por los tramos de nuestro recorrido vital.

En realidad la asignatura más descuidada de la carrera de la vida es justamente la que trata sobre cómo adaptarnos de manera saludable a los efectos del paso de los años. La razón es que vivir es un lento y obstinado proceso que implica cambios paulatinos, tanto impuestos como naturales, que afectan al cuerpo, a la mente y a nuestras relaciones con el mundo circundante; un proceso que a menudo tendemos a ignorar. Con los años nos enfrentamos progresivamente a un futuro que cada día se acorta más. Esto hace que los proyectos a largo plazo vayan perdiendo importancia. Sin embargo, a medida que el futuro se contrae, el pasado aumenta de valor. Un reto frecuente para el que debemos prepararnos es aceptar la inalterabilidad de la vida ya vivida y reconciliarnos con los conflictos que no se resolvieron y los errores que no se rectificaron. El peligro a evitar son los sentimientos de culpa y resentimiento hacia uno mismo.

El envejecimiento del cuerpo y de los sentidos disminuye poco a poco nuestra libertad de acción, mientras que los órganos internos nos llaman la atención con sus averías y restringen la capacidad de tomar decisiones libremente. En esta última etapa, el miedo a la dependencia y a la soledad son fuentes principales de angustia. Por consiguiente, la conexión o el envolvimiento con el entorno social es condición fundamental para un envejecimiento dichoso. Las relaciones intergeneracionales, dentro y fuera de la familia, ayudan a mantener uniones estimulantes y de cariño y a superar el aislamiento que produce la muerte de compañeros y compañeras de vida. Una fuente frecuente de dicha es participar activamente de la vida de los hijos y los nietos. Y si esto no es posible, compensar la falta de ambiente familiar con otras actividades sociales gratificantes.

Alargar y mejorar la vida humana es el desafío más antiguo y ambicionado de la medicina. Es posible que algún día lleguemos a diseñar un ser humano que viva doscientos años, pero vivir para siempre no tiene sentido biológico, es cosa de dioses. Los cambios relacionados con el paso de los años son un ingrediente inseparable del tejido de nuestro ser. Por eso, la calidad de vida o el bienestar subjetivo, y no la inmortalidad, es la meta más práctica y razonable.

Diversificar y aprender del Titanic

Una estrategia muy eficaz para protegernos de las consecuencias de las adversidades que oscurecen nuestra satisfacción con la vida cotidiana es diversificar y compartimentar las parcelas de las que extraemos bienestar. Lo mismo que los inversores evitan colocar todo su capital en un único negocio, no conviene depender de una sola fuente para *estar bien*. Siempre recurro al ejemplo del Titanic, el famoso transatlántico inglés, supuestamente indestructible, que se hundió en menos de tres horas el 14 de abril de 1912, en su viaje inaugural de Southampton a Nueva York, al chocar contra un iceberg en el Atlántico Norte. El motivo, según los expertos, fue que carecía de compartimentos estancos y el torrente de agua lo invadió de arriba abajo y destruyó sus entrañas[34]. Les confieso que la idea de usar compartimentos estancos para proteger la satisfacción con la vida, incluida la mía, viene de lejos. De hecho, la mantengo presente y la celebro con una pieza de madera diminuta, pero auténtica, del Titanic, que conservo a la vista en mi despacho.

Las personas que desempeñan a gusto varias funciones diferentes —sea en el hogar familiar, en el trabajo, en el mundo del arte o del deporte o en el entorno social— y disfrutan de distintas parcelas de la vida sufren menos y se defienden mejor cuando surgen contratiempos que amenazan su bienestar si las mantienen separadas. Mezclar familia, amigos, trabajo y ocio en una única parcela gratificante con todos los protagonistas me recuerda el útil consejo popular que nos advierte que no es bueno cargar todos los huevos en el mismo cesto.

Por ejemplo, si diversificamos nuestras fuentes de apoyo, ante el duro golpe que supone un fracaso profesional, podremos ampararnos y compensarlo con la gratificación que sentimos en la labor que llevamos a cabo en el hogar, con el apoyo de buenos amigos o con el impacto gratificante de alguna causa por la que hemos luchado. Del mismo modo que es poco prudente jugárselo todo a una sola carta, no debemos esperar alcanzar la satisfacción cotidiana siguiendo un solo camino. Es conveniente diversificar y proteger las diferentes fuentes que nutren nuestra dicha para

---

[34] Diario *San Francisco Chronicle*, 12 de mayo de 1912.

contar con una base de apoyo más amplia en momentos de inseguridad.

En este sentido, practicar las diversas cosas aparentemente pequeñas de la vida, como preparar una comida imaginativa sabrosa, pasear y charlar con los amigos, hacer excursiones, cuidar del jardín, leer un libro entretenido o escuchar música, es una excelente hoja de ruta para mantener una actitud esperanzada frente a los sinsabores que nos impone la existencia. Al final, las conquistas cotidianas nos deparan más alegrías que los grandes logros excepcionales. Como decía el poeta libanés Jalil Gibrán: «En el rocío de las cosas pequeñas, el corazón encuentra su alborada y se refresca»[35].

La conveniencia de diversificar y compartimentar nuestras parcelas de gratificación se hace especialmente evidente en esos tiempos de incertidumbre y vulnerabilidad que conmocionan la estabilidad de la vida cotidiana.

Pedir ayuda y dejarse ayudar

Cuando el bienestar se altera durante un tiempo es normal sentirnos preocupados, especialmente si no entendemos la causa del cambio o no vemos claro los pasos que hay que dar para volver a *estar bien*. En estas circunstancias es muy útil echar mano de la capacidad para reflexionar y

---

[35] Jalil Gibrán, *El profeta* (1923), Biblioteca Edaf, 1991.

desarrollar una opinión realista y razonable de nuestro estado y de lo que nos puede estar pasando. La introspección y la voz de la conciencia nos ayudan a sopesar las ventajas e inconvenientes de las actitudes y comportamientos para nuestro bienestar, así como a considerar las opciones a nuestro alcance para mejorar. Quienes son conscientes de su situación y de los factores que afectan su bienestar tienen más posibilidades de dar el siguiente paso: motivarse para buscar soluciones.

Si la naturaleza del problema que interfiere con *estar bien* es de salud física, por lo general sabemos lo que hay que hacer para consultar con el médico o la médica, ya que es algo que hemos hecho o visto hacer desde la infancia. Sin embargo, cuando lo que nos preocupa es emocional, la decisión de buscar ayuda no suele ser fácil. En el mundo de la psiquiatría y la psicología clínica las personas que necesitan ayuda a menudo se resisten a reconocer que su malestar es psicológico. Y es que hay ambientes sociales en los que aún se marca a las personas que buscan ayuda psicológica de debilidad de carácter o de fracaso personal. No obstante, cada día se palpa una mayor aceptación del tratamiento de problemas mentales.

Un reflejo positivo de esta mayor aceptación de ayuda psicológica es el aumento en el número de profesionales dedicados a la salud mental en muchos países, incluyendo psiquiatras, psicólogos, trabajadores sociales y terapeutas. Por ejemplo, según la Organización Mundial de la Salud, en Estados Unidos y Canadá practican aproximadamente catorce psiquiatras por cada cien mil habitantes. En Europa y Latinoamérica el número de psiquiatras varía de un país a otro. Por ejemplo, en Argentina, Francia y Suecia practican veintidós de media por cada cien mil habitantes, mientras que en Alemania, Chile, España e Italia la proporción es alrededor de once psiquiatras por cien mil habitantes.

En la actualidad, la práctica de la psicoterapia es variada, especializada y requiere años de preparación. El objetivo del tratamiento no es solo aliviar síntomas concretos, sino también cambiar rasgos perjudiciales de la personalidad o hábitos nocivos que interfieren con el bienestar físico y emocional. Todas las formas de psicoterapia conversacional se basan en una visión positiva del ser humano y de su capacidad para cambiar, con el fin de mejorar su salud, su creatividad y su satisfacción con la vida en general. A través de la conversación, la psicoterapia nos empuja a conocernos mejor, a identificar las verdaderas motivaciones de nuestros actos y a aceptar la responsabilidad por las decisiones. Al mismo tiempo, nos ayuda a encontrar explicaciones a nuestros comportamientos y a las experiencias que vivimos, lo que fomenta en nosotros la autonomía, la seguridad y la autoestima.

Independientemente de la orientación teórica de los terapeutas, implícitos en la misión de la psicoterapia viven los principios de la introspección, la racionalidad, la disciplina, la convivencia y la importancia de dar significado y sentido a las cosas. La ayuda profesional no es necesaria para resolver las pequeñas luchas que la vida nos depara, en especial si contamos con capacidades ejecutivas saludables y un sistema de apoyo de amigos y familiares. Pero tampoco es necesario estar desesperado o al borde de un colapso para consultar. La muerte inesperada de seres queridos, la ruptura de relaciones importantes, el divorcio, la pérdida involuntaria del trabajo y sucesos traumáticos, incluyendo enfermedades físicas incurables, constituyen señales de alerta. A veces, los signos son obvios, en otras ocasiones nos sentimos mal, pero intentamos mantener el equilibrio diario hasta que la situación se vuelve ingobernable. En mi experiencia, la mayoría de las personas pueden beneficiarse de ayuda profesional en algún momento de su vida.

Hay ciertas señales internas de alarma que nos avisan y nos mueven a considerar ayuda profesional. Una situación que requiere atención es cuando experimentamos cambios en el estado de ánimo a causa de estrés, ansiedad o desconsuelo que alteran el apetito, el sueño, la concentración, el funcionamiento diario, nuestras relaciones cercanas o la convivencia durante varias semanas. En estas circunstancias, a menudo llegamos a la conclusión de «no soy el mismo» o incluso nos vemos cuestionando el valor de la vida. En el caso de la depresión, detectar lo antes posible sus signos premonitorios y adoptar medidas curativas tempranas puede ahorrarnos meses de tormento e incluso salvar vidas.

Otra señal de alarma es cuando nos invaden pensamientos, emociones o impulsos que están fuera de nuestro control y repercuten en el bienestar, las relaciones o el trabajo. Por ejemplo, el abuso compulsivo y continuo de drogas, alcohol o comida para apagar la ansiedad o la tristeza, a pesar de las consecuencias que el descontrol pueda tener en nuestra vida. Aunque hay trastornos que requieren tratamiento intensivo, es importante tener presentes los beneficios de las consultas o terapias breves orientadas a resolver problemas concretos que interfieren con el bienestar cotidiano.

Como ya he mencionado, la conversación es el instrumento primordial para el tratamiento de todas las modalidades de psicoterapia que hoy ayudan a millones de hombres y mujeres, de todas las edades, a resolver conflictos personales, solucionar desavenencias familiares y abordar muchos de los problemas y trastornos que socavan la estabilidad emocional. Una condición para beneficiarnos de estas conversaciones terapéuticas es poder organizar mentalmente y narrar las experiencias que nos perturban. Estas tareas nos permiten transformarlas en historias coherentes, lo que nos ayuda a ponerlas en perspectiva, analizarlas e identificar estrategias para superarlas. Como dice el filólogo estadounidense John Grinder, «unas cuantas palabras bien escogidas y dichas en el momento oportuno pueden transformar la vida de cualquier persona»[36].

---

[36] John Grinder, filólogo estadounidense cofundador en los años setenta de la llamada técnica de programación neurolingüística.

Es cierto que intentar anestesiar o disfrazar la realidad intolerable para poder mantener el equilibrio emocional y la imagen social es una reacción protectora natural. Todos en algún momento hemos tratado de enterrar en el olvido sucesos penosos. Si bien, como ya hemos visto, hay experiencias dolorosas de las que nos liberamos gracias al paso del tiempo y el perdón, ciertos traumas emocionales se estancan en nuestra conciencia, nos provocan ansiedad y nos aíslan de los demás, precisamente cuando más necesitamos de apoyo y consuelo.

Permítanme un inciso personal, pues me viene a la mente el refrán: «En casa del herrero, cuchillo de palo». Tiene que ver con los trágicos sucesos la mañana del 11 de septiembre de 2001 en Nueva York, que como ya he descrito viví muy de cerca. Las estremecedoras escenas que contemplé en persona frente a las Torres Gemelas me impactaron profundamente. Les confieso que mi primera reacción automática fue tratar de «olvidarme», reprimirlas en el inconsciente y sumergirme de lleno en el trabajo de organizar grupos de apoyo psicológico para las víctimas, incluidos los empleados y sanitarios de los hospitales que habían sido afectados emocionalmente por la tragedia. Recuerdo que en mis visitas y reuniones en los hospitales, mientras era yo quien preguntaba, hablaba y escuchaba a los presentes, me sentía en control de mis emociones y lograba conectar y comunicarles mi admiración y apoyo por su gran labor.

Todo fue bien durante un par de semanas hasta el día en que me reuní con los médicos y empleados del hospital Kings County, en el barrio de Brooklyn. Habría en la sala unas trescientas personas en silencio, con expresión apesadumbrada. Como en mis anteriores intercambios, me dirigí a los presentes con palabras de aliento y admiración por la abnegada labor que estaban desempeñando en aquellos días de dolor. De repente, en medio de una pausa, una enfermera con aspecto maternal se levantó y me interpeló con voz firme que revelaba preocupación:

—Y usted, doctor Marcos, ¿cómo se siente?

Súbitamente, una cascada incontenible de las escenas horribles que había vivido en persona la mañana del 11-S invadieron mi mente. Abrumado enmudecí y, por primera vez, lloré en silencio. Jean Leon, la intuitiva directora del hospital que me acompañaba se percató de mi reacción, salió de manera oportuna al paso y después de decir unas amables palabras de despedida a los asistentes dio por terminado el acto. Por la tarde de ese mismo día, recibí una llamada de Martin Kesselman, viejo amigo y psiquiatra en el hospital que había estado presente en la reunión.

—Luis —me dijo con afecto—, en casa del herrero cuchillo de palo.

—Martin, tienes razón, aprendemos a ver los signos de trauma en otras personas, pero no los reconocemos en nosotros mismos —le contesté.

Quedamos en vernos para hablar de mis demonios. Confieso que me siento muy agradecido y contento de haberlo hecho, pues la memoria de los traumas es como un barrio peligroso: mejor no ir allí solos.

7

CRECIMIENTO POSTRAUMÁTICO

Es reconfortante recordar, especialmente en momentos de incertidumbre, que nuestra especie no solo ha sobrevivido a incontables epidemias y calamidades de todo tipo a lo largo de los siglos, sino que a menudo ha salido reforzada de ellas. Y es que la capacidad de superación y adaptación no es un mito, sino un atributo congruente con nuestra naturaleza.

Una creencia que viene de lejos y que interfiere con el verdadero entendimiento de este atributo es la idea de que una dosis de «tortura», en cualquiera de sus múltiples formas, es un ingrediente necesario para el desarrollo saludable del carácter o para conseguir las metas que nos proponemos. Imagino que por eso son tan populares los refranes consoladores como «lo que mucho vale, mucho cuesta» o «no hay mal que por bien no venga». A través del tiempo, se ha popularizado la noción de que las mejores virtudes y cualidades son extractos del mero sufrimiento. El proverbial dolor del parto, que acompaña a la jubilosa llegada del recién nacido, tal vez sea la representación más antigua y universal de esta creencia. También es cierto que no faltan críticos de arte que afirman que la angustia, la depresión o incluso la psicosis son fuerzas que nutren la creatividad. La realidad es que tanto el dolor como el miedo son probados ladrones de la felicidad. Ambos constituyen mecanismos innatos de alarma y de defensa con el potencial de traicionarnos y convertirse en elementos de tortura y de terror.

Para entender correctamente el concepto de crecimiento postraumático es fundamental tener en cuenta que no es el sufrimiento o la desgracia en sí lo que promueve el crecimiento psicológico en las personas; es en la lucha por superarlos donde descubren cualidades en ellas mismas que desconocían. En efecto, son muchos los hombres y mujeres, adultos y pequeños, que superan adversidades graves y, con el tiempo, no solo vuelven a su nivel previo de normalidad, sino que en su lucha por resistir experimentan cambios positivos. Esa capacidad para convertir la lucha por superar desdichas en una fuente de crecimiento personal es lo que llamamos en las ciencias de la salud crecimiento postraumático.

La idea de que la lucha por vencer adversidades puede derivar en cambios positivos no es nueva, lo que sí es reciente es su estudio sistemático[37]. La expresión crecimiento

---

[37] En 2005, la Asociación Americana de Psicología identificó ciento veinticinco estudios sobre «crecimiento postraumático» y «crecimiento relacionado con el estrés» que demostraban beneficios asociados a la superación de experiencias vitales traumáticas.

postraumático fue adoptada originalmente en 1995 para definir la experiencia de personas que perciben cambios positivos como consecuencia de haber afrontado desgracias. Desde entonces ha proliferado el interés científico por investigarlo. El crecimiento postraumático es una valoración personal y subjetiva que no se presta a medidas objetivas como puedan ser la temperatura o la presión arterial. El mejor método para medirlo es preguntar y observar a los protagonistas y a sus afines. Algunos de los cambios positivos pueden tardar un año o más en desarrollarse.

Numerosos investigadores han documentado cambios psicológicos favorables en víctimas de una amplia variedad de males, como enfermedades graves, accidentes, desastres naturales, rupturas de relaciones importantes y muertes inesperadas de seres queridos. Por ejemplo, estudios en enfermos de cáncer demuestran que, dos años después del diagnóstico, aproximadamente dos tercios de los supervivientes de una variedad de carcinomas afirman haber descubierto cualidades importantes en ellos mismos como fruto de su lucha por superar la enfermedad.

Todos conocemos personas que logran convertir las experiencias desafortunadas en centros vitales alrededor de las cuales reorganizan sus prioridades y configuran una nueva vida gratificante. Algunas descubren en ellas mismas facetas creativas o altruistas que desconocían; otras afirman que disfrutan más de las pequeñas cosas que les ofrece el día a día. A lo largo de mi vida profesional he conocido a víctimas de enfermedades devastadoras y supervivientes de terribles agresiones y desastres naturales que experimentaron crecimiento psicológico. Son hombres y mujeres que, en su lucha por superar la adversidad, descubrieron rasgos positivos de su personalidad que desconocían y afirman haber experimentado cambios favorables en su forma de ver y sentir la vida.

Aviso que el interés por el crecimiento postadversidades no debe interpretarse como una forma de ignorar el sufrimiento y las consecuencias nefastas que ocasionan algunas desgracias. Muchos de los supervivientes de calamidades que descubren cualidades nuevas como resultado de su lucha por superar una experiencia traumática no dudarían en canjear todos los cambios favorables por recobrar lo que perdieron. La confesión que me hizo una mujer que perdió a su hijo de veintitrés años por una leucemia es muy ilustrativa a este respecto.

—La enfermedad y muerte de Robert me convirtieron en una persona más compasiva con los demás, más madura y más sensible, y la relación con mi marido mejoró extraordinariamente —me comentó—; pero si pudiese elegir, renunciaría a todos estos cambios en un instante por recuperar a mi hijo —añadió sin titubear.

En un ámbito más personal y mucho más benigno, la experiencia de correr el maratón de Nueva York los últimos veintiocho años me ha corroborado la diferencia que existe entre los efectos del dolor y el agotamiento que causan estas pruebas —especialmente a los aficionados ya mayores como yo— y la sensación excitante de triunfo y satisfacción que se siente después de superarlas. La verdad es que no aconsejo a nadie correr maratones, a no ser que sientan un fuerte deseo de intentarlo. Pero creo que puede ser una fórmula para descubrir fuerzas en uno mismo que normalmente no apreciamos, y experimentar el sentimiento gratificante de haber resistido. Para una mayoría de corredores ganar es cruzar la meta. El último en cruzarla es, sencillamente, el ganador más lento. Cualquiera que haya corrido largas distancias sabe que, aunque es importante entrenar y estar en razonable forma física, el factor decisivo para cubrir los muchos kilómetros es el pensamiento positivo. Y también sabe que en el arduo camino hacia la meta descubrirá algo valioso en él o ella que le servirá en futuras aventuras.

Las áreas de desarrollo emocional como resultado de la lucha por superar adversidades suelen incluir cambios favorables en la percepción de uno mismo, en la experiencia de las relaciones con los demás y en la filosofía general de vida, incluyendo un mayor sentido de compasión y solidaridad, así como la adopción de estilos de vida saludables.

Son muchos los hombres y mujeres que en su pugna por vencer adversidades descubren facetas novedosas, creativas o altruistas de su personalidad que desconocían. Este hallazgo les hace contemplar nuevas posibilidades en su programa de vida, tanto en lo personal como en lo profesional. No pocos dicen haberse convertido en mejores personas y también se sienten más competentes y seguros de sí mismos. Piensan que en futuras situaciones difíciles optarán por afrontarlas más decididamente. Afirman que ahora sus corazones albergan menos necesidades y que han mejorado su habilidad para distinguir lo importante de lo que no lo es. Piensan que disfrutan de cosas y actividades placenteras cotidianas que antes no valoraban o pasaban desapercibidas —«descubrí que soy más fuerte de lo que pensaba que era», «ahora soy más consciente de mis prioridades en el día a día», «aprecio y valoro más mi propia vida y agradezco cada día»—.

En cuanto a las relaciones, abundan quienes destacan los efectos reparadores y estimulantes de la ayuda mutua, la confianza en los demás y la solidaridad. De rebote, estas personas se benefician de un aumento en su comprensión de los demás y capacidad de sentir empatía o de ponerse con afecto en las circunstancias ajenas; como consecuencia, mejoran sus relaciones sociales y sus uniones afectivas se enriquecen al ser percibidas como más valiosas —«aprendí mucho sobre lo maravillosas que son las personas», «ahora pongo más esfuerzo en mis relaciones y acepto necesitar a los demás», «las dificultades nos unieron más», «ayudarnos unos a otros fue muy gratificante», «ahora aprecio mucho más a la familia y las amistades»—.

Otro grupo de beneficios está relacionado con cambios en el significado o la filosofía de la vida en general. Por ejemplo, la mayor apreciación de la propia existencia, el propósito de disfrutarla más y vivir cada día al máximo. La lucha por superar la situación difícil lleva a muchos a renovar sus creencias y a fortalecer su sentido de control. Estos cambios se manifiestan en personas que, como resultado de sus esfuerzos por superar los problemas, dan a la vida un sentido más significativo, más coherente con sus creencias y vivencias y, en general, más gratificante. Por ejemplo, el reconocimiento de su propia vulnerabilidad los conduce a ser más expresivos y estar dispuestos a aceptar ayuda que antes —«aprendí y desarrollé nuevos intereses y caminos para mi vida», «ahora soy consciente de que soy capaz de hacer cosas mejores con mi vida», «veo nuevas oportunidades disponibles que antes no creía que existían»—.

8
Conclusiones y agradecimientos

A lo largo de la vida ninguno nos libramos de enfrentarnos a malos momentos, conflictos, dolencias o accidentes que alteran nuestro bienestar. Los estudios epidemiológicos sobre este tema indican que en los países más estables las personas afrontan en promedio dos adversidades de por vida que ponen a prueba su equilibrio físico y emocional, conmocionan su seguridad y amenazan su sentido de futuro. Creo que casi todos nos hemos preguntado en algún momento cómo viviríamos un desastre, una dolencia de mal pronóstico o la muerte de un ser querido. Nos imaginamos lo que haríamos o no haríamos y de qué forma cambiaría nuestra forma de ser o de ver la vida. Sin embargo, cuando llega la hora de la verdad, casi siempre nos sorprendemos de nuestra respuesta y del impacto que tienen en nosotros los azotes de la vida.

Hay golpes desafortunados que perturban y alteran nuestro entorno inmediato —las enfermedades, las pérdidas de seres queridos, los conflictos y rupturas de relaciones importantes o los fracasos laborales—. Sin embargo, cada día vivimos más interconectados, convivimos apretados en ciudades, dependemos de los mismos sistemas e infraestructuras, usamos las mismas fuentes de comunicación, redes sociales, energía y alimentos. Por eso, hoy las grandes crisis afectan simultáneamente a la población mundial. Por ejemplo, la crisis económica de 2008 que ocasionó bancarrotas masivas, la desaparición de millones de empleos y los ahorros de incontables familias y propagó globalmente los casos de ansiedad y depresión.

La pandemia del coronavirus es otro ejemplo de cómo la gran porosidad que existe entre las naciones permite que virus invisibles viajen libremente por el planeta. Como hemos visto, desde que se propagó el COVID-19, vivimos en un mundo empapado de incertidumbre y vulnerabilidad. Como consecuencia, nuestro sentido de futuro se ha debilitado, lo que nos ha perturbado la capacidad para programar la vida cotidiana. Ideales a largo plazo como prosperidad o felicidad han sido sustituidos por estados más tangibles e inmediatos: *estar bien*, *aquí y ahora*.

El estudio riguroso de los factores que contribuyen a nuestro bienestar por las ciencias de la salud es reciente. Hoy sabemos que la forma de ver y sentir la vida depende de múltiples elementos innatos, adquiridos y aprendidos, que configuran nuestro modo particular de percibir el mundo que nos rodea. Sin duda, como hemos visto, el factor subjetividad juega un papel muy importante en la definición de bienestar.

En cuanto al significado que le damos a *estar bien,* aparte de un par de usos frecuentes para transmitir un saludo educado distante o la simple ausencia de malestar, los ingredientes del bienestar subjetivo son muy diversos. Entre los más frecuentes se encuentran la buena salud física y mental, la tranquilidad y el equilibrio corporal interno, las sensaciones placenteras, el sentido de eficacia, las relaciones de afecto y las ocupaciones gratificantes y solidarias.

Las causas de los trastornos de nuestro bienestar también varían; unas son inesperadas, como accidentes o enfermedades; otras son sensoriales o emocionales, como el dolor, la incertidumbre, el estrés, el miedo, la ansiedad o la tristeza. Los conflictos en las relaciones, la pérdida de seres queridos, los problemas en el trabajo y los daños a la autoestima son igualmente causas frecuentes de malestar.

A la hora de cuidar el bienestar es importante familiarizarnos con nuestra capacidad para gestionar situaciones penosas o estresantes. Pero es cierto que, con motivación y esfuerzo, todos podemos aprender a moldear la manera de ser con el fin de hacernos más resistentes a las circunstancias adversas que se cruzan en nuestro camino. De hecho, existen tácticas eficaces para mitigar los efectos perjudiciales que causan las amenazas a nuestro programa de vida. Aprender estas estrategias, sin embargo, requiere motivación, introspección, autodisciplina, esfuerzo y una dosis razonable de confianza. En mi experiencia, de acuerdo con el refrán, «más vale la práctica que la gramática», aconsejo identificar y practicar medidas concretas y realistas que podemos tomar para gobernar razonablemente el día a día.

El neurólogo portugués Antonio Damasio, en su libro *La sensación de lo que ocurre,* afirma acertadamente que las revelaciones de la conciencia nos permiten crear una vida mejor para nosotros y los demás, pero para que esto ocurra deberemos ser conscientes de lo que nos pasa y de las circunstancias que nos afectan. Para responder con eficacia a cualquier adversidad necesitamos antes que nada darnos cuenta de que nos pasa algo. Verdaderamente, gracias a la luz de la conciencia, captamos nuestra situación en el tiempo y el espacio, observamos las emociones y pensamientos en el contexto del momento y programamos las conductas. Por ejemplo, en un desastre natural o un siniestro inesperado, si no tenemos conciencia de que está ocurriendo algo anormal y peligroso, las posibilidades de protegernos quedan a merced del azar o de lo que pueda hacer por nosotros algún buen samaritano informado.

Igualmente, cuando la adversidad consiste en una enfermedad seria o un matrimonio infeliz, si no somos conscientes de que algo falla, no tomaremos medidas a tiempo para tratar de entender el problema y solucionarlo nosotros o buscar ayuda profesional. Salta a la vista que antes de poder identificar las acciones que debemos llevar a cabo para atajar una situación perniciosa es necesario entender la naturaleza de los hechos y nuestro papel en ellos. Tomar conciencia de lo que nos está pasando es, pues, el primer paso en el camino de la superación de cualquier amenaza a nuestra integridad física o emocional.

Entre las medidas que hay que tomar a la hora de enfrentarnos a los problemas que interfieren con *estar bien* resalta la importancia de localizar el centro de control del plan de acción dentro de uno mismo. De igual manera, la confianza en el funcionamiento razonable de nuestras capacidades ejecutivas nos ayuda a afrontar con esperanza activa y optimismo las pruebas a que nos somete la vida. En situaciones preocupantes que no entendemos, buscar información clara de fuentes fiables es fundamental para poder sentirnos seguros. Mientras que evocar experiencias positivas pasadas grabadas en la memoria, el diario personal que llevamos siempre con nosotros, en las que superamos situaciones adversas, nos protege de la desilusión. Igualmente, resulta difícil mantener el bienestar cotidiano sin adoptar un estilo explicativo positivo y contar con una dosis abundante de olvido y de perdón que nos permita pasar página. Y no descuidemos el sentido del humor que tanto nos ayuda a tratar con las incoherencias y contradicciones diarias.

Hablarnos bien interiormente es una estrategia muy efectiva para fortalecer la resistencia física y mental en momentos estresantes. Y compartir con personas comprensivas y solidarias las cosas que nos afligen es fundamental. El mero acto de transformar sentimientos de ansiedad, tristeza o indefensión en palabras nos tranquiliza. Narrar las experiencias penosas protege nuestro equilibrio emocional, vigoriza la capacidad para adaptarnos a los cambios y superar las adversidades que nos depara la vida. Al contarlas las reciclamos hasta convertirlas en historias comprensibles. Además, al compartir con otros las circunstancias dolorosas que vivimos, nos beneficiamos de las muestras de apoyo que recibimos. Y es que la solidaridad es una fuente de energía natural que estimula en nosotros sentimientos de seguridad y esperanza y protege nuestra satisfacción con la vida en general. Y no olvidemos los efectos tranquilizantes de hablarles a las mascotas.

Es evidente que una parcela esencial de nuestros momentos más dichosos son las relaciones felices, bien sean de pareja, de familia o de amistad. Las relaciones afectivas nos protegen del aislamiento y alimentan en nosotros la confianza y la seguridad. En estos tiempos tan inciertos, las noticias de separaciones finales sin despedida en hospitales nos recuerdan la importancia de no esperar al último adiós para expresar el amor, la gratitud y los buenos deseos a quienes han jugado un papel positivo en nuestra vida, sean pareja, familia, amistades, mentores o extraños generosos.

El ejercicio físico promueve la calidad de vida y una dosis de prevención reduce la incidencia de enfermedades evitables y muertes prematuras. Otra estrategia muy útil es ser conscientes de los cambios y características de cada etapa del ciclo vital con el fin de ajustar nuestras prioridades y metas respectivamente. Diversificar y compartimentar las parcelas de nuestra vida de las que extraemos bienestar también nos protege. Por último, en orden pero no en importancia; si la naturaleza del problema que interfiere con nuestro bienestar subjetivo pertenece al terreno de los males del cuerpo o de la mente, recurrir a la ayuda de profesionales de la salud puede ser la respuesta apropiada.

Es reconfortante tener en cuenta que son muchas las personas que no solo superan pruebas muy duras, sino que, además, salen reforzadas de ellas. Son hombres y mujeres que, en su lucha por vencer los infortunios, descubren cualidades que desconocían y experimentan lo que se conoce en las ciencias de la salud por crecimiento postraumático. Las áreas de crecimiento suelen incluir cambios favorables en la percepción de nosotros mismos, en las relaciones con los demás y en nuestra filosofía general de la vida.

En definitiva, para *estar bien,* vivir contentos y sacarle a la vida lo mejor que ofrece es primordial conocer y fortificar los componentes saludables de nuestro ser. De todos ellos, la confianza en nuestras capacidades y la esperanza ocupan un lugar preferente. En circunstancias adversas prolongadas, antes o después caemos en la cuenta de que la suerte va a depender de lo que hagamos o dejemos de hacer. Por eso es tan importante tomar el timón de nuestro centro de control y utilizar las facultades ejecutivas para programarnos y estimular la resistencia, la flexibilidad, la capacidad de adaptación y, sobre todo, la esperanza que nos anima a confiar en nuestras capacidades y nos inyecta la ilusión para luchar, neutralizar el fatalismo y no tirar la toalla.

En las décadas que llevo estudiando el comportamiento humano he podido comprobar que, a la hora de adivinar si una persona se siente satisfecha con su vida, la mejor pista para acertar es saber en qué medida goza de una autoestima saludable, posee una disposición optimista y piensa que controla razonablemente su programa cotidiano. Suelen ser personas que captan el lado positivo de las cosas, disfrutan del espectáculo que les ofrece este mundo y les gusta compartir con los demás sus disgustos y alegrías. Tienden a pensar que los problemas se solucionarán y sienten en su interior que la vida, en su conjunto, merece la pena.

Como me dijo con acierto Erling Kagge, un conocido explorador noruego —en 1990 fue el primero en llegar al Polo Norte sin apoyo— a quien hace unos años mencioné el proyecto de escribir sobre superar adversidades:

—Mira, Luis, para sobrevivir perdidos en las montañas o en la nieve, influye la buena preparación y cargar con un buen equipo. Pero a la hora de la verdad, lo que a menudo separa a los vivos de los muertos no es lo que llevan en la mochila, sino en la mente.

* * *

Queridos lectores y lectoras:

De despedida les diré que mi curiosidad por entender la capacidad de los seres humanos para lidiar con el miedo, la angustia, la tristeza, la rabia y la frustración ante situaciones adversas viene de lejos. Sospecho que tiene que ver con experiencias tempranas, dado que, como ya he confesado, de niño fui bastante inquieto, distraído y travieso —hoy se diría hiperactivo—. Recuerdo que me cautivaban las emociones intensas que acompañaban a las peripecias arriesgadas —no así a mis padres—, como saltar temerariamente por los tejados de las viviendas colindantes en la paterna Sevilla o participar en carreras de bicis sin frenos cuesta abajo en las montañas del valle de Liendo, Cantabria, la tierra de mi madre. Afortunadamente, pronto en la adolescencia descubrí la utilidad de los soliloquios para cuestionarme y darme ánimos, y tuve la gran suerte de que a la hora de superar los campos de minas que se interponían en mi camino, a menudo aparecían ángeles de carne y hueso que me guiaban y me transmitían vibraciones de esperanza. Creo que fue entonces cuando germinó en mi mente la semilla del interés por comprender a las personas que afrontan los desafíos azarosos de la vida.

Sin duda, el cristal de mi punto de mira ha sido ajustado por los cincuenta y pico años de trabajo en el apasionante mundo de la medicina y la psiquiatría en la ciudad de

Nueva York, una urbe universal donde la esperanza del buen futuro siempre entierra al mal pasado; un pueblo abierto y generoso que me acogió sin conocerme —ni entenderme—, y por el que solo siento gratitud. No creo que existan muchos rincones en el mundo donde se puedan estudiar los retos al bienestar cotidiano mejor que en la Gran Manzana.

Para configurar el concepto de *estar bien, aquí y ahora* me he servido de ideas que han brotado de mi mente y también de observaciones que han hecho muchos otros. Me he ayudado de experiencias propias y ajenas, dichosas y amargas. En el camino he tenido que esquivar algunos predicadores pesimistas que, olvidándose de que las verdades se descubren y no se inventan, enfocan la humanidad exclusivamente con lentes ilusorias fatalistas del mundo y sus ocupantes. En el producto final, me ha sido imposible evitar repetir nociones sobre la naturaleza humana que ya he mencionado en ensayos anteriores.

Antes de partir, quiero expresar mi vivo agradecimiento a tantos colegas de las redes sociales que en la primavera del 2021 generosamente compartieron conmigo su definición particular de *estar bien*. La gran diversidad de opiniones me ayudó a confirmar la naturaleza subjetiva de este estado de ánimo placentero y a ratificar que, pese a sus múltiples y variadas interpretaciones, todos apreciamos qué es *estar bien, aquí y ahora* cuando lo sentimos.

También me siento muy afortunado por haber contado, una vez más, con el estímulo y la gramática de Mercedes

Hervás, los sabios consejos de María Ivanova, el apoyo incansable de Montse Prats, Irene Rojas-Marcos, Leonel Urcuyo, de mi hermano Alejandro y de mis hijos, Laura, Bruno y Carolena, así como con el inagotable entusiasmo y la confianza de Olga Adeva, directora editorial de no ficción de HarperCollins.

A todos, ¡mil gracias!

REFERENCIAS BIBLIOGRÁFICAS

1. Aquí y ahora

Kalin, N. H. «Trauma, resilience, anxiety disorders, and PTSD», *The American Journal of Psychiatry,* 178, 103-105, 2021.

Kim, A. y Maglio, S. «Vanishing time in pursuit of happiness», *Psychonomic Bulletin & Review,* 25, 1337-1342, 2018.

Lee, Lewina O. y otros. «Optimism is associated with exceptional longevity in 2 epidemiologic cohorts of men and women», *Proceedings of the National Academy of Sciences,* 116, 18357-18362, 2019.

Roser, Max y otros. «Life expectancy», *ourworldindata.org,* 2013.

Rojas Marcos, Luis. *Optimismo y salud,* Penguin Random House, 2020.

2. Ciencias de la calidad de vida

Coleman, James S. *Foundations of social theory,* Harvard University Press, 1994.

Cuéllar Saavedra, Óscar y Bolívar Espinoza, Gardy Augusto. «Capital social hoy», *Polis,* 22, 195-217, 2009.

Diener, E. «Subjective well-being», *American Psychological Bulletin,* 95, 542-575, 1984.

Fernández-López, J. A. y otros. «Los conceptos de calidad de vida, salud y bienestar analizados desde la perspectiva de la

Clasificación Internacional del Funcionamiento (CIF)», *Revista Española de Salud Pública,* 84, 169-184, 2010.

Maslow, Abraham. «Higher and lower needs», *The Journal of Psychology,* 25, 8, 433-436, 1948.

—, «A theory of human motivation», *Psychological Review,* 50, 370-396, 1943.

Morris, J. N. «Exercise, health, and medicine», *British Medical Journal,* 286, 1597-1598, 1983.

Senaratne, Nipuna y otros. «Device-measured physical activity and sedentary behavior in relation to mental wellbeing», *Preventive Medicine,* 145, 106434, 2021.

Seligman, Martin E. P. y Cskszentmihalyi, M. «Positive psychology: an introduction», *American Psychologist,* 55, 1, 5-14, 2000.

Seligman, Martin E. P. *Learned optimism,* Alfred A. Knopf, 1991.

Triandis, Harry C. *Individualism and collectivism,* Westview Press, 1995.

3. Nuestro bienestar

Bandura, Albert. *Self-efficacy: the exercise of control,* W. H. Freeman, 1997.

Caspi, Avshalom y otros. «Influence of life stress on depression: moderation by a polymorphism the 5-HTT gene», *Science,* 301, 386-389, 2003.

Darwin, Charles. *The autobiography of Charles Darwin* (1876), Norton, 1969.

Diener, E. *Culture and subjective wellbeing,* The Massachusetts Institute Press, 2000.

Diener, E. y otros. «Subjective well-being: three decades of progress», *Psychological Bulletin,* 125, 276-302, 1999.

Diener, E. y otros. *International differences in wellbeing (Oxford Positive Psychology Series),* Oxford University Press, 2010.

Einstein, Albert. *The world as I see it* (1932), Citadel Press, 1993.

Fernández-López, J. A. y otros. «Los conceptos de calidad de vida, salud y bienestar analizados desde la perspectiva de la Clasificación Internacional del Funcionamiento (CIF)», *Revista Española de Salud Publica,* 84, 169-184, 2010.

Fox, Elaine y otros. «Looking on the bright side: biased attention and the human serotonin transporter gene», *Proceedings of the Royal Society,* 276, 1747-1751, 2009.

Henderson, L. W. y Knight, T. «Integrating the hedonic and eudaimonic perspectives to more comprehensively understand wellbeing and pathways to wellbeing», *International Journal of Wellbeing,* 2, 196-221, 2012.

Idler, Ellen y otros. «Health perceptions and survival», *Journal of Gerontology,* 46, 55-65, 1991.

Kahneman, D. y otros. *Well-being. The foundations of hedonic psychology,* Russell Sage, 1999.

Kahneman D. y Deaton A. «High income improves evaluation of life but not emotional well-being», *Proceedings of the National Academy of Sciences,* 107, 16489-16493, 2010.

Kashdan, T. B. y otros. «Reconsidering happiness: the costs of distinguishing between hedonics and eudaimonia», *The Journal of Positive Psychology,* 3, 219-233, 2008.

Kim-Prieto, C. y otros. «Integrating the diverse definitions of happiness: a time-sequential framework of subjective well-being», *The Exploration of Happiness,* 47-75, 2013.

Kuepper, Y. y otros. «5-HTTLPR S-allele: a genetic plasticity factor regarding the effects of life events on personality?», *Genes, Brain and Behavior,* 11, 643-650, 2012.

Orley, J. y Saxena, S. «La gente y la salud. ¿Qué calidad de vida?», OMS, Foro Mundial de la Salud, 17, 385-387, 1996.

Rojas Marcos, Luis. *Más allá del 11 de septiembre. La superación del trauma,* Espasa, 2002.

Ryan, Richard M. y Deci, Edward L. «On happiness and human potentials: a review of research on hedonic and eudaimonic well-being», *Annual Review of Psychology,* 52, 141-166, 2001.

Ryff, C. D. y Singer, B. H. «Know thyself and become what you are: a eudaimonic approach to psychological well-being», *The Exploration of Happiness,* 97-116, Springer Netherlands, 2013.

Serrani Azcurra, Daniel. «Traducción, adaptación al español y validación de la escala de bienestar mental de Warwick-Edinburgh en una muestra de adultos mayores argentinos», *Acta Colombiana de Psicología,* 18, 1, 79-93, 2015.

Suh, E. M. y Choi, S. «Predictors of subjective well-being across cultures», *Handbook of well-being,* DEF Publishers, 2018.

Vukmirovic, Ognjenka Goga y Tilghman, Shirley M. «Exploring genome space», *Nature,* 405, 820-822, 2000.

Waterman, A. S. «Reconsidering happiness: a eudaimonist's perspective», *The Journal of Positive Psychology,* 3, 234-252, 2008.

Waterman, A. S. y otros. «The implications of two conceptions of happiness (hedonic enjoyment and eudaimonia) for the understanding of intrinsic motivation», *Journal of Happiness Studies,* 9, 41-79, 2008.

Wilson, W. «Correlates of avowed happiness», *Psychological Bulletin,* 294-306, 1967.

Yin-Nei Cho, Esther y otros. «A review of measurement tools for child wellbeing», *Children and Youth Services Review,* 119, 1-26, 2020.

4. Ingredientes de estar bien

Bandura, Albert. *Social foundations of thought and action: a social cognitive theory,* Prentice-Hall, 1986.

Beauvoir, Simone de. *La vieillesse,* Gallimard, 1970. Trad. española: *La vejez,* Edhasa, 1989.

Darwin, Charles. *The expression of the emotions in man and animals* (1872), University of Chicago Press, 1965.

Davison, J. y otros. «Exploring the association between mental wellbeing, health-related quality of life, family affluence and food choice in adolescents», *Appetite,* 158, 3-12, 2021.

Dierendonck, D. van y otros. «Ryff's six-factor model of psychological well-being, a spanish exploration», *Social Indicators Research,* 87, 3, 473-479, 2008.

Fromm, Erich, *The art of loving,* Harper & Row Publishers, 1956. Trad. española: *El arte de amar,* Paidós Ibérica, 1992.

Keller, Helen. *Optimism,* T. Y. Crowell, 1903.

—, *The story of my life* (1902), Enciclopedia Británica, 6, 1992.

Kolk, Bessel van der. *El cuerpo lleva la cuenta. Cerebro, mente y cuerpo en la superación del trauma,* Eleftheria, 2015.

Koritala, Bala S. C. y Çakmakl, Selim. «The human circadian clock from health to economics», *PsyCh Journal,* 7, 176-196, 2018.

Mead, Margaret. *Male and female: a study of sexes in a changing world,* William Morrow, 1949.

Merrow, Martha y otros. «The circadian cycle: daily rhythms for behavior to genes», *EMBO Reports,* 6, 10, 930-935, 2005.

Myers, David G. *The pursuit of happiness,* Avon Books, 1992.

Paulus, M. P. y Khalsa, S. S. «When you don't feel right inside: homeostatic dysregulation and the mid-insular cortex in psychiatric disorders», *The American Journal of Psychiatry,* 178, 683-685, 2021.

Proctor, C., Maltby, J. y Linley, P. A. «Strengths use as a predictor of well-being and health-related quality of life», *Journal of Happiness Studies,* 12, 1, 153-169, 2011.

Ryff, C. D. y Singer, B. «Interpersonal flourishing: a positive health agenda for the new millennium», *Personality and Social Psychology Review,* 4, 30-44, 2000.

Rojas Marcos, Luis. *La autoestima,* Espasa, 2007.

Serrani Azcurra, Daniel. «Traducción, adaptación al español y validación de la escala de bienestar mental de Warwick-Edinburgh en una muestra de adultos mayores argentinos». *Acta Colombiana de Psicología,* 18, 1, 79-93, 2015.

Teo, W. y otros. «Circadian rhythms in exercise performance: implications for hormonal and muscular adaptation», *Journal of Sports Science and Medicine,* 10, 600-606, 2011.

Wood, Alex M. y otros. «Gratitude and well-being: a review and theoretical integration», *Clinical Psychology Review,* 30, 890-905, 2010.

5. Por qué no estamos bien

Baumeister, Roy F. y otros. «Exploding the self-esteem myth», *Scientific American,* diciembre de 2005.

Brand, Paul *The gift of pain,* Zondervan; reedición, octubre de 1997.

Kalin, N. H. «Trauma, resilience, anxiety disorders, and PTSD», *The American Journal of Psychiatry,* 178, 103-105, 2021.

Musick, Marc A. y Wilson, John. «Volunteering and depression: the role of psychological and social resources in different age groups», *Social Science and Medicine,* 56, 259-269, 2003.

Paulus, Martin. «When you don't feel right inside: homeostatic dysregulation and the mid-insular cortex in psychiatric disorders», *American Journal of Psychiatry,* 178, 683-685, 2021.

Vita, Anthony y otros. «Aging, health risks, and cumulative disability», *The New England Journal of Medicine,* 338, 1035-1041, 1998.

Rojas Marcos, Luis. *La pareja rota,* Espasa, 1994.

Yanguas, Javier. *Pasos hacia una nueva vejez,* Planeta, 2021.

6. Qué podemos hacer para estar bien

Arnstein, P. y otros. «From chronic pain patient to peer: benefits and risks of volunteering», *Pain Management Nursing,* 3, 94-103, 2002.

Brooks, Arthur C. *From strength to strength,* Penguin Random House, 2022.

Cyrulnik, Boris. *The whispering of ghosts: trauma and resilience,* Other Press, 2005.

Darwin, Charles. *El origen de las especies,* Ediciones 74, 2013.

Erikson, Erik H. *Childhood and society,* W. W. Norton, 1950.

Frankl, Viktor E. *El hombre en busca de sentido* (1946), Herder, 1979.

Fuster, Valentín y Rojas Marcos, Luis. *Corazón y mente,* Espasa, 2008.

Gibrán, Khalil. *El profeta* (1923), Biblioteca Edaf, 1991.

Goleman, Daniel. *Inteligencia emocional,* Kairós, 1996.

Lee, Lewina O. y otros. «Optimism is associated with exceptional longevity in 2 epidemiologic cohorts of men and women», *Proceedings of the National Academy of Sciences,* 116, 18357-18362, 2019.

Luskin, Fred. *Forgive for good,* HarperOne, 2002.

Mayer-Schönberger, Viktor. *Delete,* Princeton University Press, 2009.

Mineo, Liz. «Good genes are nice, but joy is better», *Harvard Gazette,* 26 de noviembre de 2018.

Petrovic, Predrag. «Drugs and placebo look alike in the brain (Constance Holden)», *Science Magazine,* 8 de febrero de 2002.

Rojas Marcos, Luis. *Eres tu memoria,* Espasa, 2011.

Sack, David. «5 signs it's time to seek therapy», *Psychology Today,* 2013.

Serrano, Cristina y otros. «The big five and subjective wellbeing: the mediating role of optimism», *Psicothema,* 32, 352-358, 2020.

Shapiro, Shauna y otros. «Mechanism of mindfulness», *Journal of Clinical Psychology,* 62, 373-386, 2006.

Sotgiu, Igor. «How do we remember happy life events? A comparison between eudaimonic and hedonic autobiographical memories», *The Journal of Psychology,* 150, 6, 685-703, 2016.

Svebak, Sven y otros. «Sense of humor and survival among a county cohort of patients with end-stage renal failure: a two-year prospective study», *International Journal of Psychiatry in Medicine,* 36, 269-81, 2006.

Taylor, Shelley E. *Positive illusions,* Basic Books, 1989.

Weiss-Faratci, Netanela y otros. «Optimism during hospitalization for first acute myocardial infarction and long-term mortality risk: a prospective cohort study», *Mayo Clinic Proceedings,* 920, 49-56, 2017.

Werner, Emmy E. y Smith, Ruth S. *Overcoming the odds,* Cornell University Press, 1992.

—, *Kauai's children come of age,* University of Hawaii Press, 1977.

Wilson, David S. *Darwin's cathedral: evolution, religion and the nature of society,* University of Chicago Press, 2002.

7. Crecimiento postraumático

Celdrán, M. y otros. «Post-traumatic growth among older people after the forced lockdown for the COVID-19 pandemic», *The Spanish Journal of Psychology,* 24, 1-9, 2021.

Guerra, C. y otros. «Revisión sistemática y metanálisis de las propiedades psicométricas del inventario de crecimiento postraumático de Tedeschi en el periodo del 2010 al 2020». https://repositorio.ucv.edu.pe/handle/20.500.12692/61135.

Parker-Pope, Tara. «The end of pandemic can be a restart for your life», *The New York Times,* 11 de mayo, 2021.

Pinker, Steven. *The better angels of our nature,* Viking Books, 2011.

Rojas Marcos, Luis. *Superar la adversidad,* Espasa, 2010.

Stanton, Anette L. y Low, Carissa A. «Towards understanding posttraumatic growth: commentary on Tedeschi and Calhoun», *Psychological Inquiry,* 15, 76-80, 2004.

Taku, K. y otros. «The factor structure of the posttraumatic growth inventory: a comparison of five models using confirmatory factor analysis», *Journal of Traumatic Stress*, 21, 158-164, 2008.

Tedeschi, R. G. y Calhoun, L. G. «Posttraumatic growth: conceptual foundations and empirical evidence», *Psychological Inquiry*, 15, 1-18, 2004.

—, «The posttraumatic growth inventory: measuring the positive legacy of trauma», *Journal of Traumatic Stress*, 9, 3, 455-471, 1996.

Índice Alfabético

A

Adaptación, 14, 25, 26, 74, 96, 108, 153, 154, 156-158, 233, 248

Adolescencia, 11, 12, 84, 93, 131, 155, 220, 249

Adrenalina, 121

Adversidad, 29, 36, 44, 86, 88, 90, 96, 114, 117, 130, 153, 154, 163, 170, 176, 178, 192, 195, 196, 201, 205, 207, 209, 222, 234, 236, 237, 241, 244, 246, 248

Alcohol, 22, 80, 114, 119, 122, 149, 150, 209, 214, 230

Altruismo, 22, 108, 211

Alzhéimer, 141, 142

Amor, 38, 41, 47, 82, 93, 94, 95, 97, 102, 103, 112, 137, 144, 148, 198, 205, 208, 246

Ansiedad, 22, 44, 64, 103, 109, 119, 122-125, 139, 143, 144, 149, 161, 194, 198, 200, 209, 213, 218, 219, 227-229, 242, 243, 246

Aprender, 40, 46, 81, 90, 123, 155, 178, 191, 192, 218, 222, 243

Autobiografía, 12, 175

Autocontrol, 81, 149, 160

Autoeficacia, 49, 85, 86, 87, 89, 149, 210

Autoengaño, 179, 180, 216

Autoestima, 12, 33, 36, 41, 45, 49, 58, 85, 87, 88, 89, 95, 101, 104, 109, 129, 147, 148, 151, 176, 179, 180, 182, 190, 209, 210-214, 226, 243, 248

B

Bienestar, 27, 28, 29, 31, 32, 34, 36-38, 40-43, 45-54, 56-59, 63, 65, 69, 70, 72, 74, 76, 78, 80-82, 84-89, 91-96, 99, 101, 103, 106-108, 110, 112-115, 117, 118, 121-124, 126, 129, 132-136, 139, 143, 145, 151, 153, 155-160,

D

E

G

Gemelos, 112
Genes, 43-46, 74, 118, 216
Gratitud, 59, 103, 106-108, 110, 246, 250

H

Hablar, 13, 34, 39, 40, 58, 82, 87, 188, 194-198, 231
Hijas, 24, 25, 91, 107, 175
Hijos, 20, 27, 37, 62, 84, 85, 94-96, 98, 100, 101, 105, 144, 167, 221, 236, 251
Hipotálamo, 121
Hombre, 16, 24, 38, 40, 51, 54, 57, 92, 114, 138, 139, 143-145, 149, 157, 161, 166, 167, 206, 218, 228, 234, 236, 237, 247
Homeostasis, 72-74
Hormonas, 37, 44, 66, 74, 75, 121
Humanidad, 21, 27, 36, 101, 103, 109, 164, 208, 210, 250
Humor, 22, 26, 147, 149, 157, 177, 200-202, 204, 245

I

Identidad, 79, 95, 100, 148, 180, 185, 209, 220
Ilusión, 13, 43, 68, 71, 88, 94, 97, 102, 168, 179, 180, 213, 248
Imagen, 80, 88, 134, 137, 163, 229
Incertidumbre, 19, 25, 28, 48, 60, 118-120, 157, 162, 171, 206, 224, 233, 242, 243
Inconsciente, 74, 179, 180, 229
Indefensión, 20, 129-131, 136, 145, 156, 159, 170, 194, 246
Independencia, 59, 168
Infancia, 11, 13, 67, 79, 92, 93, 123, 131, 133, 154, 155, 165, 175, 205, 212, 220, 225
Información, 20, 21, 60, 66, 120, 140, 142, 168-172, 183, 245
Inteligencia, 14, 161, 206
Internet, 27, 81, 183
Introspección, 81, 160, 185, 197, 225, 226, 244
Intuición, 67, 161, 162

J

Jubilación, 117, 209

L

Lenguaje, 28, 50, 141, 189, 191, 196

M

Madre, 11, 13, 79, 100, 101, 133, 200, 205, 249
Maslow, Abraham, 40, 41, 254
Mecanismos de defensa, 234
Medicina, 13, 31, 32, 36-38, 74, 75, 102, 121, 134, 163, 166, 171, 186, 194, 206, 222, 249
Medios de comunicación, 79
Meditación, 58, 103, 218
Melancolía, 126
Memoria, 15, 73, 97, 130, 140, 142, 159, 172-175, 181-184, 208, 212, 214, 231, 245
Miedo, 21, 24, 34, 60, 64, 68, 70, 71, 89, 105, 123-125, 130, 137-139, 142, 144-146, 162, 170, 194, 196, 208, 218, 221, 234, 243, 249
Muerte, 20, 24, 35, 44, 89, 117, 126, 128, 133, 137, 150, 215, 216, 221, 227, 235, 236, 241, 247

Mujer, 12, 16, 24, 26, 37, 40, 51, 54, 57, 92, 97, 114, 138, 139, 143-145, 149, 157, 161, 176, 178, 206, 218, 228, 234, 236, 237, 247

N

Nacimiento, 139, 154
Narrar, 193, 194, 228, 246
Neuronas, 66, 132, 142
Niños, 11, 12, 58, 71, 93, 133, 144, 154, 155, 176, 187, 196, 205, 249
Nueva York, 13, 15, 22, 23, 40, 60, 78, 167, 191, 194, 203, 208, 222, 229, 236, 250

O

Obesidad, 121, 219
Ocupación, 147
Odio, 198
Olvidar, 13, 14, 23, 24, 73, 75, 80, 89, 123, 180-184, 212, 229, 250
Optimismo, 35, 39, 104, 131, 163, 167, 168, 245
Organización Mundial de la Salud, 19, 31, 40, 225